经典科学系列

可怕的科学

HORRIBLE SCIENCE

杀人疾病全记录

DEADLY DISEASES

[英] 尼克·阿诺德／原著 [英] 托尼·德·索雷斯／绘 朱子仪／译

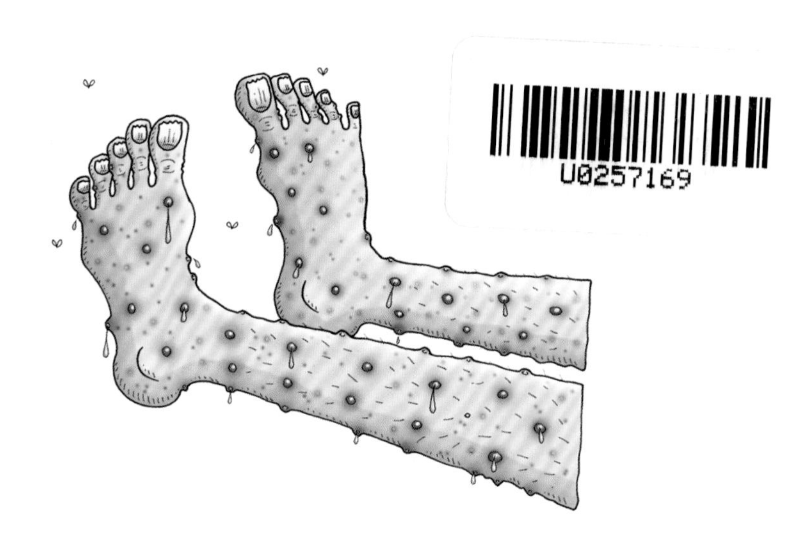

北京出版集团
北京少年儿童出版社

著作权合同登记号
图字:01-2009-4326

图书在版编目(CIP)数据

杀人疾病全记录 / (英)阿诺德(Arnold, N.)原著；(英)索雷斯(Saulles, T. D.)绘；朱子仪译. —2版. —北京：北京少年儿童出版社，2010. 1(2024.10 重印)
(可怕的科学·经典科学系列)
ISBN 978-7-5301-2368-3

Ⅰ. ①杀… Ⅱ. ①阿… ②索… ③朱… Ⅲ. ①疾病—少年读物 Ⅳ. ①R366-49

中国版本图书馆 CIP 数据核字(2009)第 183430 号

可怕的科学·经典科学系列
杀人疾病全记录
SHAREN JIBING QUANJILU
[英] 尼克·阿诺德 原著
[英] 托尼·德·索雷斯 绘
朱子仪 译
*
北京出版集团
北京少年儿童出版社 出版
(北京北三环中路6号)
邮政编码:100120
网 址：www.bph.com.cn
北京少年儿童出版社发行
新华书店经销
三河市天润建兴印务有限公司印刷
*
787 毫米×1092 毫米 16 开本 10.5 印张 50 千字
2010 年 1 月第 2 版 2024 年 10 月第 72 次印刷
ISBN 978-7-5301-2368-3/N·156
定价：22.00 元
如有印装质量问题，由本社负责调换
质量监督电话：010-58572171

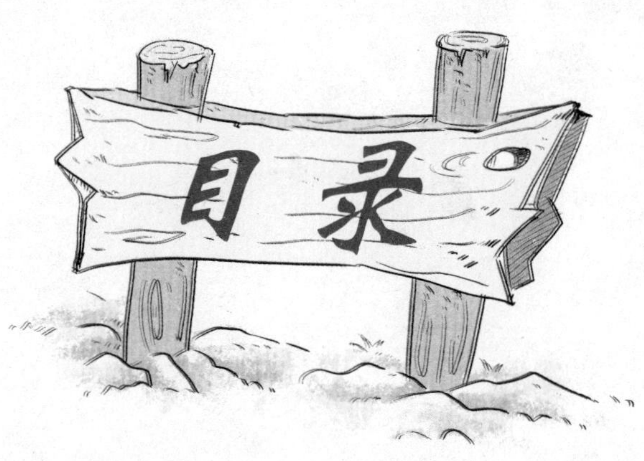
目录

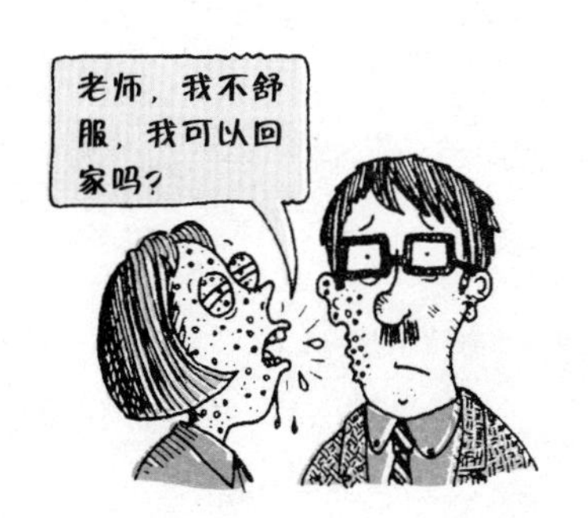
老师，我不舒服，我可以回家吗？

感觉好点了吗？你很快会好起来的，只要继续往下读！但我也要警告你……

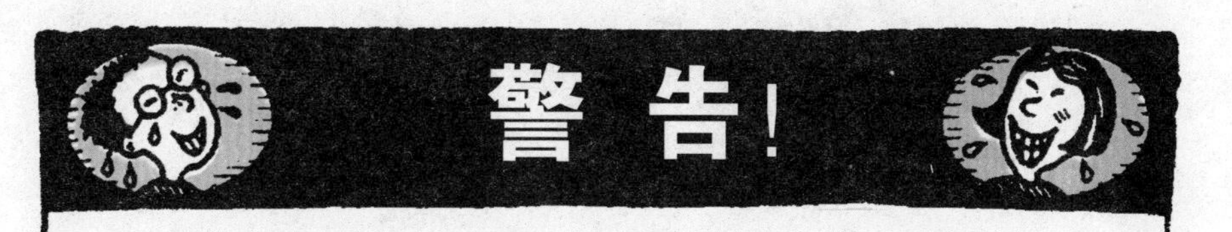

这本书的副作用包括在最不该笑的时候笑出声来，还有急切地想去尝试令人反感的实验。

那么，你还等什么呢？

染病真相

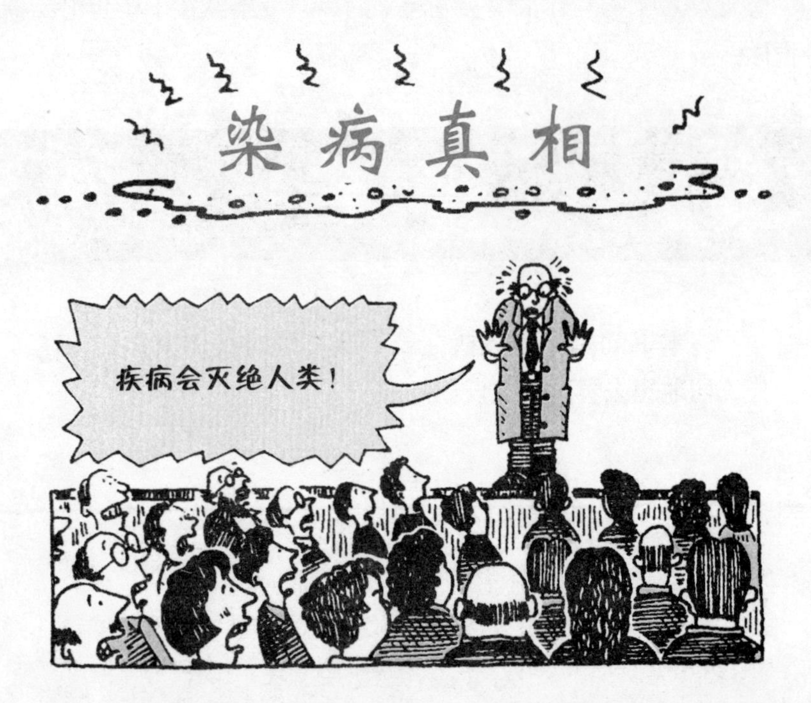

听起来有点耸人听闻，这是真的吗？以后你可以核对一下你的幸存概率，不过现在先来讲一个能激活你头脑的故事……

入侵

星期六晚上七点半左右，外星人登陆了。亚历克斯和他的父母正在喝茶的时候，外星人到了他们家。庞大的暗绿色躯体在窗户上出现了，它们移动身体的样子就像笨熊。一声巨响，一个外星人用高温枪使他们家的门化作了蒸汽。外星人有两只大乌贼般直愣愣的眼睛，嘴

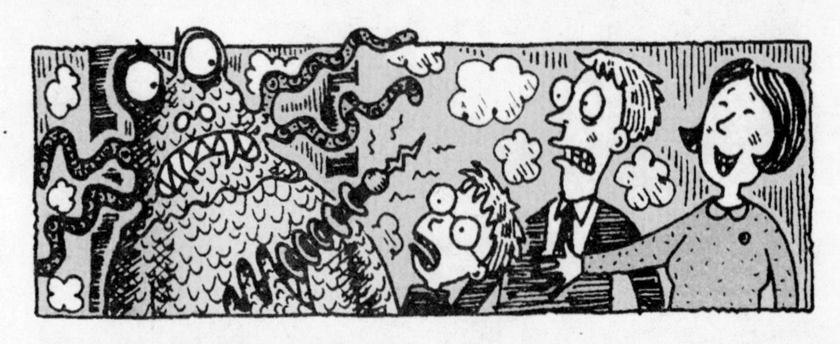

的周围有几根触角。

“啊呀！”亚历克斯尖叫起来。

“天啊！”他爸爸喊道。

“你好，牧师。”他妈妈一边说一边在找她的眼镜。

“厄拉厄拉厄拉！”外星人说着，张开它形似剃刀的尖牙。

三个人转身就跑。一阵咝咝的声音响过，随后飘来一股难闻的焦味，那是外星人用微波处置了家里的猫。

不出几个小时，军队就封锁了这一地区。想逃跑的人们阻塞了道路。大家惊恐万状，都不知道该往哪里跑。这可比第一天去新学校上学糟多了。

“不要惊慌！”将军对着装电池的军用扩音喇叭喊道，“我们会控制事态发展的！”

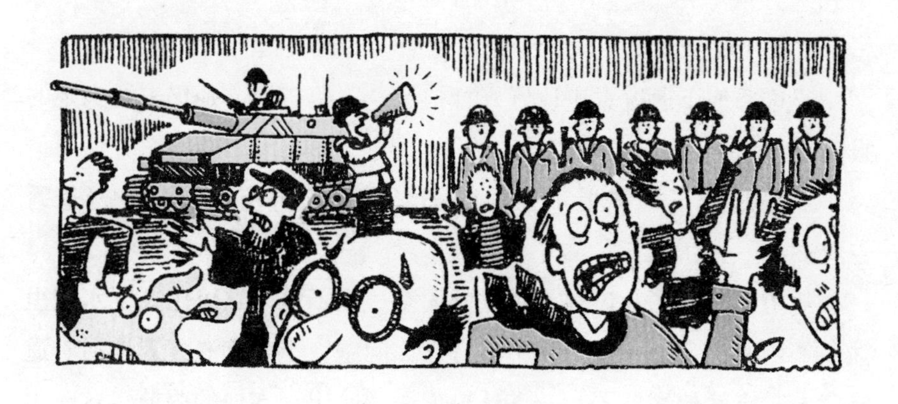

就在这时，一团燃烧的红色烟雾出现在天空，这是毒气云，它像浓烟一般上下翻滚。毒气所到之处，先遣队士兵们先是四散逃命，然后就踉跄跌倒，窒息而死。

“戴上防毒面具！”将军命令道。

“对不起，长官，我们没有带来，都留在营地了！”军士结结巴巴地说。

“那么我们只好迅速实施战略撤退了！”将军吼道。

“拿了防毒面具再回来，长官？”军士问。

将军猛地转过身："你这个胡说八道的白痴！我的意思是赶快逃命吧！"

很快，全国都陷入混乱之中。所有的道路都被汽车堵塞了，人们都想逃避那悬浮着的一缕缕毒气，它们会神不知鬼不觉地渗透进门缝。外星人已使电力系统瘫痪，因此没有电视可看了，但至少学校是可以与外界隔绝的。亚历克斯和他的父母藏进了下水道里。

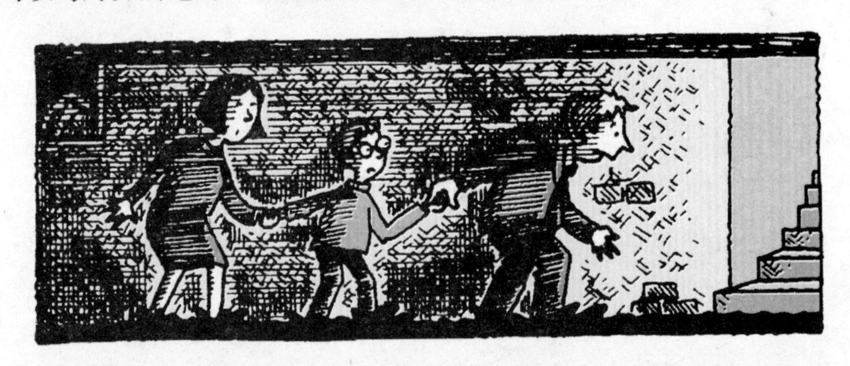

"我想呼吸新鲜空气！"亚历克斯喘着粗气爬向入口处。

"这条地下通道真应该好好打扫了。"妈妈说，她仍未找到她的眼镜。

"要是让毒气熏上了，你就不光需要新鲜空气了！"爸爸警告道。

亚历克斯吸了几口气，感觉外面空气很新鲜。这可比在下水道里强多了。他认定出去找食物不会有什么问题，于是小心翼翼地沿着道路爬去。突然他愣住了，一支外星人巡逻队出现在他的眼前！这时想藏也无处藏了。亚历克斯闭上双眼，等着外星人用微波处置自己。

但这伙外星人谁也没理他。

它们跌跌撞撞、步履艰难地走过去，嘴里还在念叨着："厄拉，唉咯尔，咯咯尔！"

浓浓的橙色口水从嘴里淌下来，它们的触角也耷拉着。

亚历克斯鼓起勇气，跟着外星人走到一片开阔地，眼前出现的景象真令人惊恐。几艘太空船醉酒似的东倒西歪。地上横七竖八地躺着外星人，有不少已经死了，只有少数还在动弹。那里散发着一股令人作呕的气味，就像学校食堂烂掉的卷心菜。

亚历克斯简直不能相信自己的眼睛。

外星人得了病，它们正在走向灭亡。

可这是怎么一回事呢？

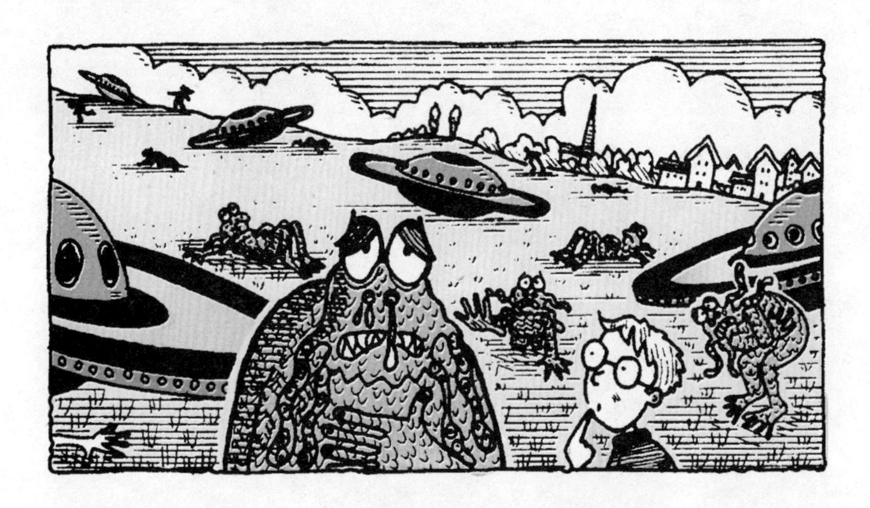

这时，一个外星人打了个喷嚏，鼻孔里喷出一大滴紫色的鼻涕。亚历克斯明白了，外星人患上了极其严重的感冒。入侵者并没有被军队或人类所能实施的任何手段打败，却被卑微的普通病菌打败了。

挺酷的故事吧？这个故事受威尔斯（1866—1946）写的一部小说《星际大战》的启发，在那部小说里，也是疾病终止了外星人的一次入侵。你肯定从没听说过，每6.4平方厘米的地面就徘徊着4000个寻找地方登陆、寻找攻击对象的病菌。假如你住在大城市，那么你的头上就徘徊着40万个病菌！这个数量的病菌足够把你的头发弄得卷而又卷。

难怪外星人的入侵总以失败而告终。

那么我们人类的情况又怎么样呢？我们会像外星人那样灭亡吗？

病菌当然会使我们有日子难过的时候——这一点千真万确。但在我们探究它们隐秘的世界之前，先要来考一考你现有的知识。

关于疾病的非常小测验

1. 这些动物中哪一种不得感冒？

a）教师。

b）雪貂。

c）鱼。

2. 以下哪一种动物不得流感？

a）猪。

b）鸭子。

c）潮虫。

3. 以下哪一种治疗方式对病菌毫无作用？

a）给病体喂一条蛆。

b）给伤口涂上蜂蜜。

c）把一团蝙蝠屎敷在伤口上。

4. 什么地方是找不到病菌的？

a）月亮上。

b）火星上（注意！这里说的火星是天上的行星，而不是名叫“火星”的酒吧）。

c）学校的午餐里。

5. 以下哪一种物质无法杀死病菌？

a）月亮上的尘土。

b）牛奶蛋糊。

c）厕具清洁剂。

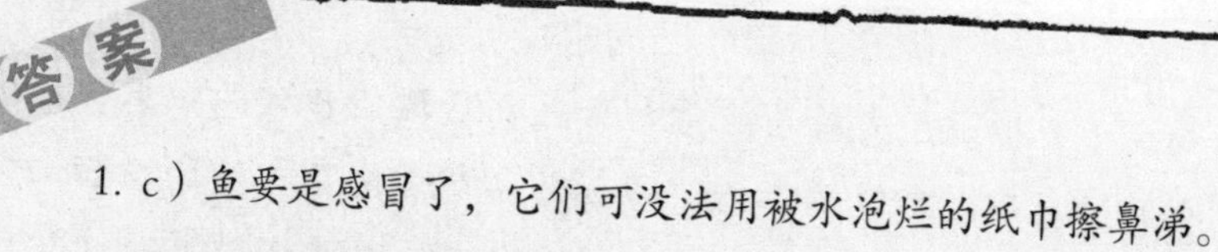

1. c）鱼要是感冒了，它们可没法用被水泡烂的纸巾擦鼻涕。

我生，生，生病了*。
你本来就是一条鳝！

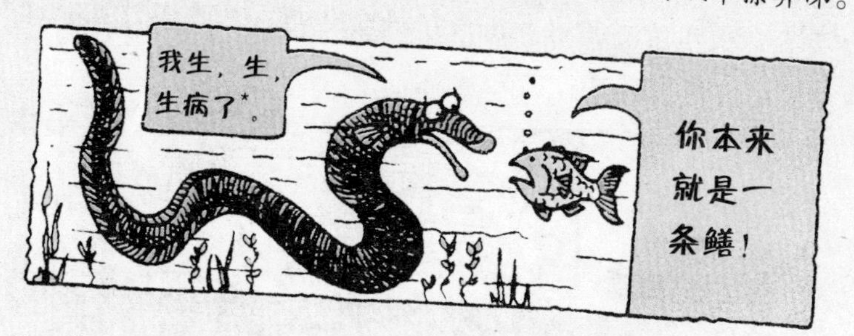

* 英文“生病”（ill）一词与“鳝”（eel）谐音。

下面这件事会引起你的兴趣。在20世纪30年代，有一位科学家在一只雪貂冲他打喷嚏之后生了病，他终于发现雪貂也会感冒。

我的状态很糟*。
你本来就是潮虫！

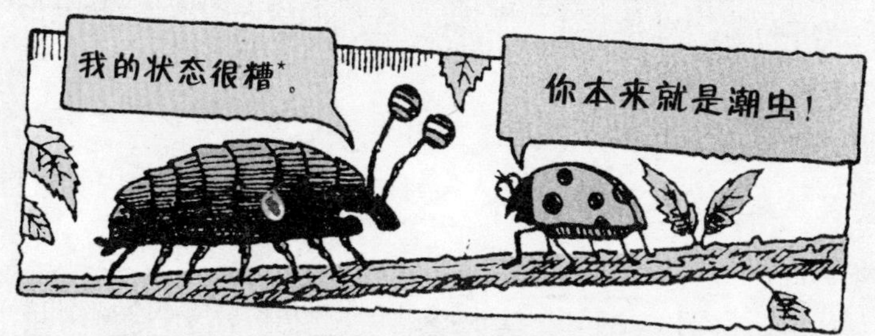

* 英文“糟”（lousy）一词与“潮虫”（woodlouse）一词的后半部分谐音。

2. c）你什么时候见过潮虫拖着大黄鼻涕？

事实上，猪，甚至鸭子都会让你患上流感（这时你无论如何也需要看医生了）！你会从呼吸道感染病菌，更糟糕的是，病菌还可能通过动物的排泄物进入水中。假如人喝了这种水，也会得病的。挺恶心的吧？

3. c）屎里到处是病菌。美国华盛顿特区的医生在一个女孩受病菌感染的伤腿上敷上1500条蛆。蛆吃掉了病菌和坏死的肌肤，而未受感染的肌肤安然无恙。蜂蜜有很强的杀菌功能，因为糖质能让病菌干死。这就是蜂蜜在你打开盖之后还能在食品柜里存放好几个月的原因。不过你听着，假如你不想破坏家人的和睦相处，千万不要在你结疤的伤口上涂了蜂蜜之后，洗也不洗就把涂蜂蜜的刀子插回蜂蜜罐里。

有人把花生酱弄到蜂蜜里了！
蜜
可我们家没有花生酱呀！

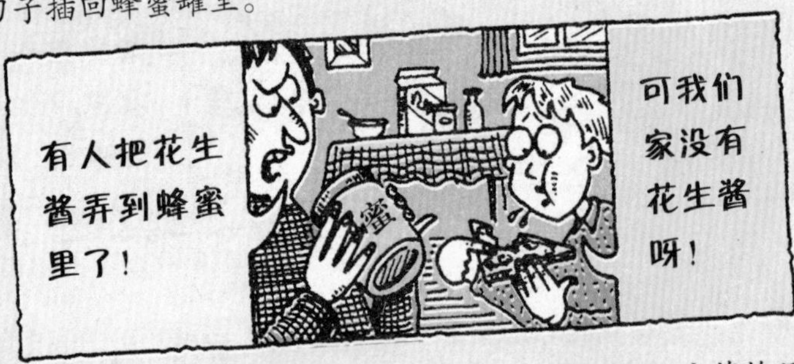

4. b）科学家于1977年对火星上的土壤进行病菌检测，没有发现任何病菌。学校食堂的午餐里满是病菌。科学家发现连月球上都有病菌！20世纪70年代，宇航员带回了1967年留在月球上的老登月车的一个部件。在这个登月车的摄影机防护罩里面，科学家发现了在制作该防护罩时进入材料的带有病菌的鼻涕。病菌还活着呢！

还活着呢！
是鼻涕！
正是鼻涕！

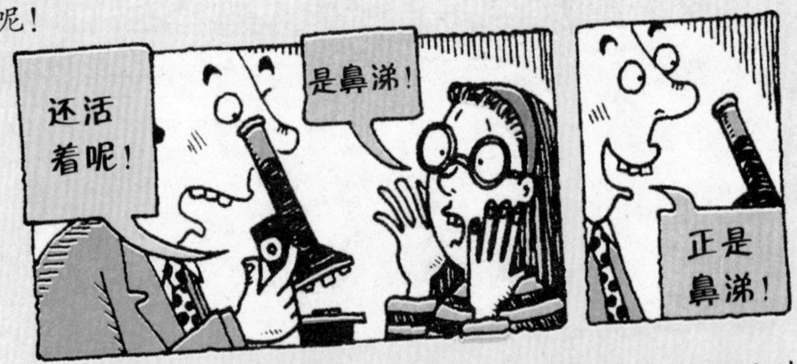

5. b）病菌见了牛奶蛋糊就狼吞虎咽。厕具清洁剂含有漂白剂——一种高度有效的杀菌物质。而美国休斯顿的科学家发现月球上的尘土中确实含有杀死病菌的化学物质——从别的地方的药剂师那里可无法买到月球尘土，假如能搞到月球尘土的话，1克的价格就达500万英镑！

致读者

本书篇幅虽小，写的却是一个大题目。疾病有成千上万种，有脏病、发臭的疾病以及让你难以对你妈妈启齿的病症。其中一些是由有毒化合物引起的，另外一些是由肠子里的虫子造成的。要把所有这些内容都写进一本书里，那这本书就有书架那么大了。为节省空间起见，本书只能写由微小生物——微生物引起的致命病症。

别担心，你的病不是由细菌引起的……
……只不过是因为你的肠子里有虫子。

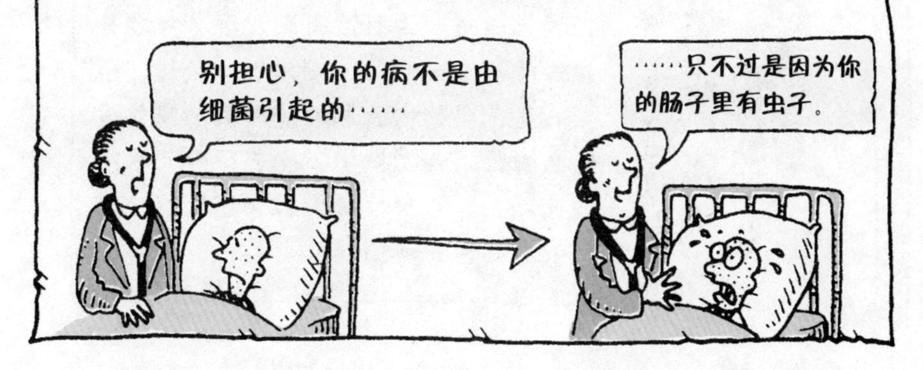

那么你现在感觉怎么样？也许有点毛骨悚然了，或者有点不舒服？也许这些病菌会在你身上作恶？也许你已经得上了这本书里所写到的某种致命的病症？

起鸡皮疙瘩！
冒冷汗！
发抖！
恐慌！

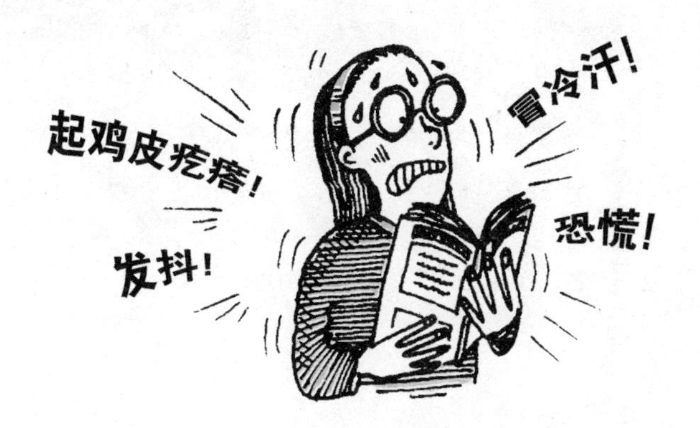

我们请来了“冷酷”医生，他是世间你最不愿碰到的那种医生，他要告诉你的都是糟得不能再糟的情况……

“冷酷”医生的症状指南

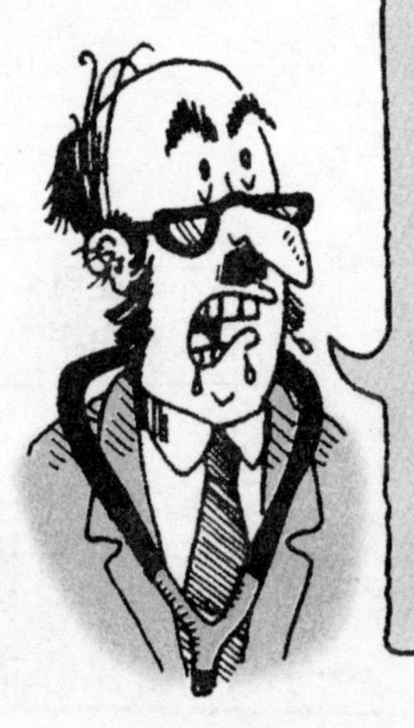

嘿，我们今天说点什么呢？致命的病症，没错吧？那好，我需要对你做一番检查……你有没有某种症状？要是你吃不准，我可以安排一次会诊，但我是不会为白痴和浪费时间的家伙这么做的。假如医生不必去与那些唠唠叨叨、让人讨厌的人打交道，这个职业会是很有趣的。

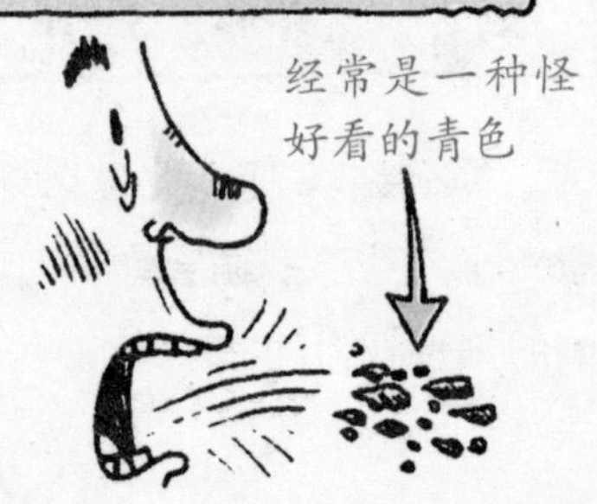

严重咳嗽

咳嗽很平常。我建议病人对着手帕咳嗽，因为这是有效避免因口水、鼻涕引起传染的姿势。严重的咳嗽、发烧、腋下的大肿块和皮肤上的黑点，可能是得了鼠疫的症状。这时迅速掩埋也许就是最有效的处置办法了。

亲爱的读者：

我们为这些恶意的玩笑话表示道歉。“冷酷”医生不以幽默感见长。

致命的腹泻

严重时腹泻物会由棕色变成青色，而当腹泻物含有肠内纤维时颜色就变得灰暗。这可能是霍乱的症状。若不加处置的话，就会不停地下泻，危及生命。我的同事“疼痛”博士就得过霍乱，他差一点就拉死了。

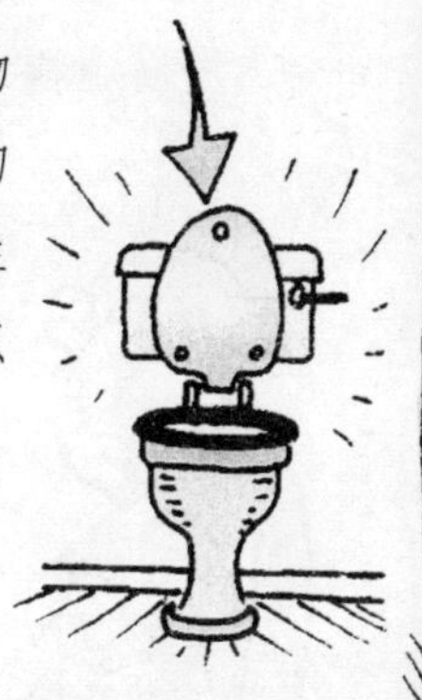

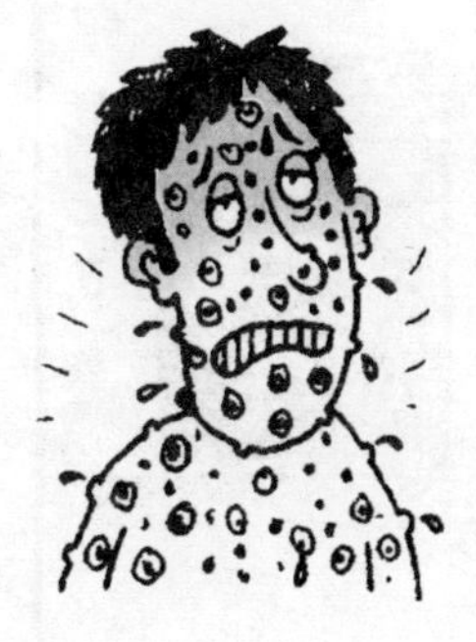

有时候样子就像是出大痘

充满脓液的小脓疱

轻度感染产生脓，长出点点，发高烧，肌肉疼痛，充满脓的点点几乎盖满了上半身，这些都是出天花的症状。情况严重的话，病人身上的肉会大面积坏死，从身上脱落——想想真是太不卫生了。

试试怎么流口水

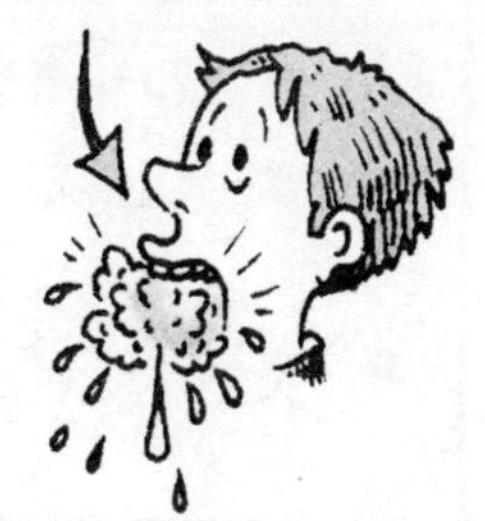

危险的流口水

失去控制地流口水是狂犬病的发病症状之一，其他的症状包括惧水、不能吞咽。病情发展到这个阶段已经没救了。说老实话，我根本就无法治愈这样的病人。

鲜黄的皮肤

肝脏功能衰退，化合物得以逃脱，在皮肤下面聚合，我们医生称之为黄疸病。

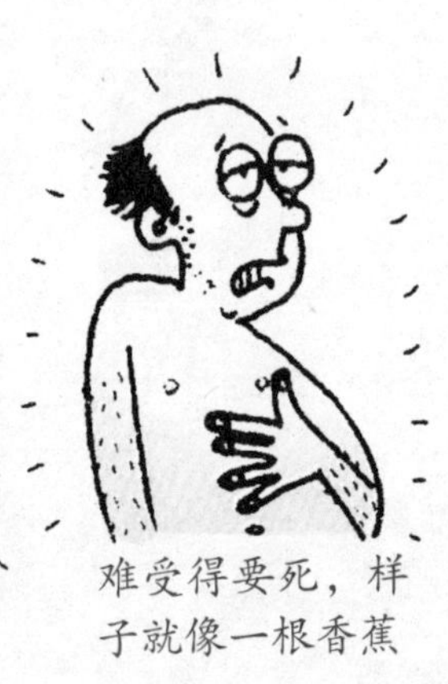

难受得要死，样子就像一根香蕉

（我一向认为要是肝的味道不佳的话，你应该试试用洋葱——洋葱可是能大大增加滋味的，哈哈！）黄疸和吐黑水都是黄热病的症状。我的私人医学收藏品中有一份这种不同寻常的呕吐物的标本。

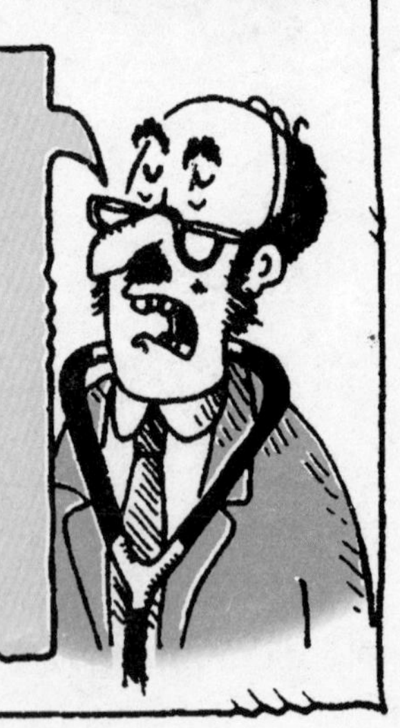

请注意：你不太可能会患上这些致命的疾病。绝大多数较轻的病症都可以通过吃止疼药、卧床休息和让身体自行解决来加以处置。病得不重就别来打搅我了。假如你允许的话，我现在要去干活了……

稍后我们将要对付血呀脓呀什么的，但首先要搞清这个问题：究竟是什么引起所有这些致命的病症的？很抱歉，现在到了看看某些致命病症的病菌的时候了，在下一章里你就可以弄明白了……

可怕的病菌

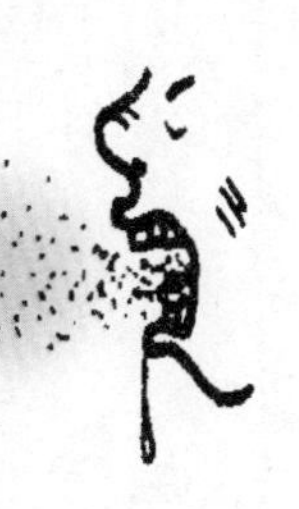

瞅一眼这个显微镜，你就能看到它们了……

我们以前常常住在可爱、温暖的鼻子里……
可一个科学家却偏要把我们弄走，去做他的研究。

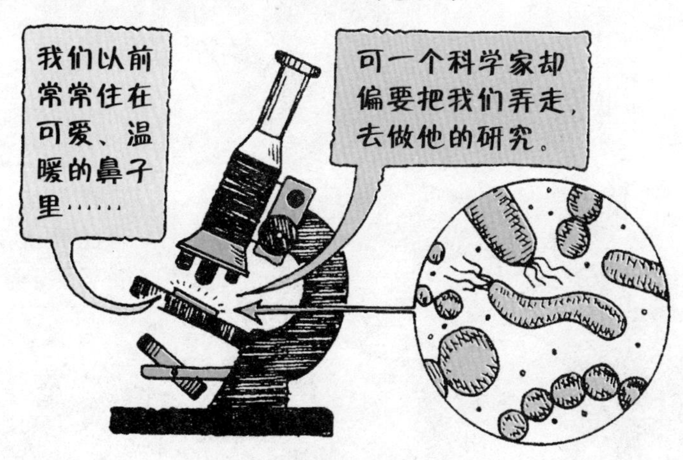

也许没什么可多看的，但它们是人类所知道的最难对付、最致命的杀手。只需要查看一下它们的档案便知……

世界卫生组织

微生物犯罪档案之一

横行霸道的细菌

形 状：

有的是链状组合，有的则是细小的斑点，还有的呈圆形或螺旋形，甚至有一种样子很像章鱼。

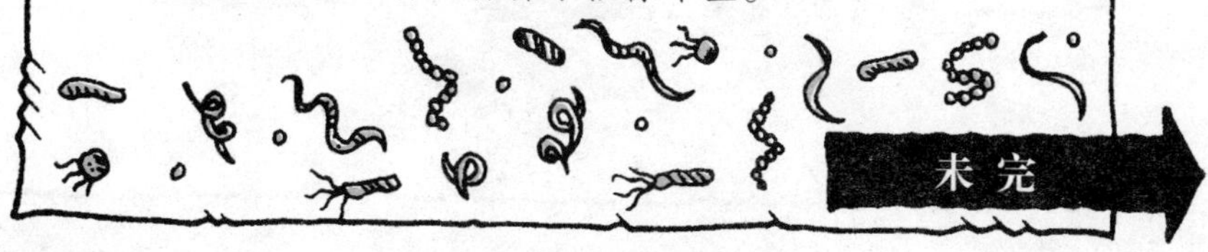

未完

大小：

绝大多数细菌的大小在0.5～1.5微米之间。从你拇指指甲的这一头延伸到另一头需要1万多个细菌——你最好去洗洗手！

滋生地：

哪儿都有细菌！细菌特别喜欢脏的地方，像阴沟或粪堆。你的肠子里有千千万万个，在那里它们不太有害，只不过是制造化合物让人放出臭屁而已。

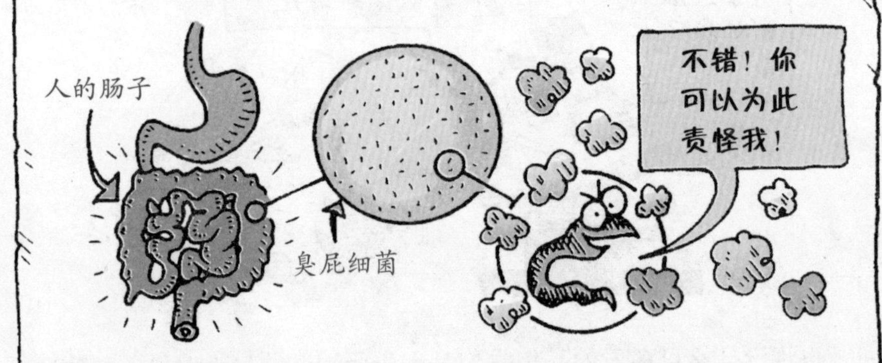

喜好的食物：

它们算不上挑剔。事实上它们连学校食堂的饭菜都要吃！假如它们能进入皮肤里面，那最爱吃的食物是小块的死去或活着的肉体。许多细菌喜欢人血，是因为那里可以感受惬意的温暖，它们还喜欢美味的胶状糖点心。细菌的运气真好，因为血液不像蜂蜜那样有过多的糖！

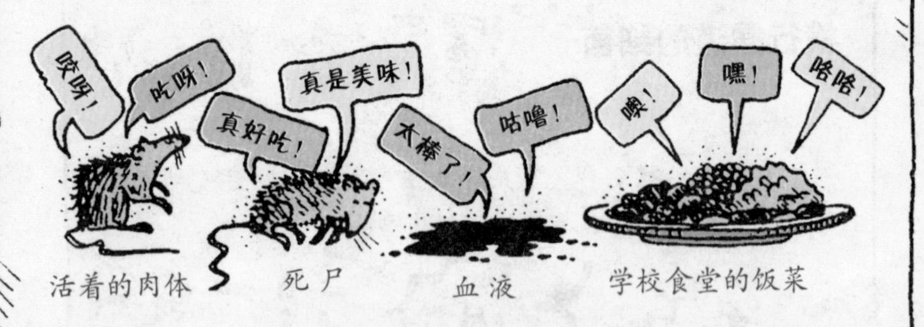

可恶的习性：

制造致命的化合物，这是一种能使人的神经停止工作、导致人不能动弹的毒素。毒素通过使受害人停止呼吸或中断人的心跳来杀人。这些细菌真是异常冷酷！

残忍的行为：

假如细菌暖暖和和，而且吃得很好，它们就会快快活活靠自身的分裂增加数量。是的，它们成倍地分裂。每20分钟它们就能分裂一次，只需要9个小时，一个细菌就能复制出1亿个。

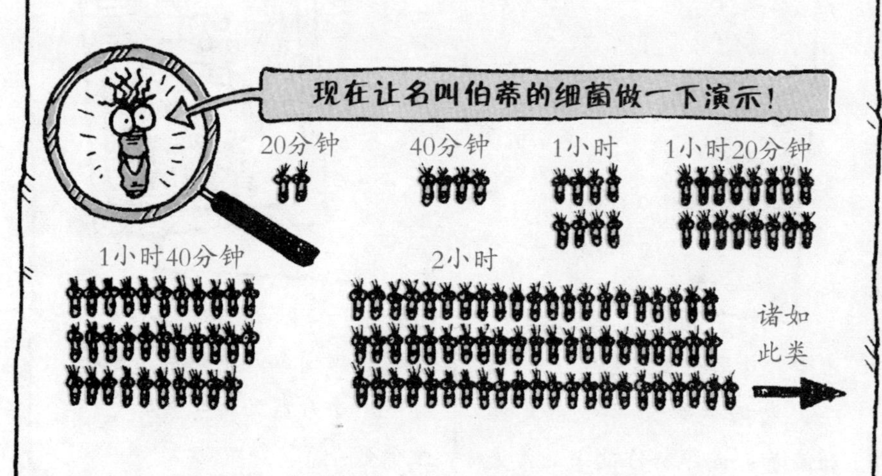

要是它们在人体里这么做，它们就会结成黏糊糊的一大团，从而破坏人体的器官，造成死亡。天啊！

可怕的结核杆菌

此时你可能还不知道什么样的细菌性疾病在暗中等着你。其实这样的细菌有许多，除了瘟疫和霍乱，还有肺结核（TB）。还是请“冷酷”医生委婉地告诉你不幸的消息吧……

病情通报

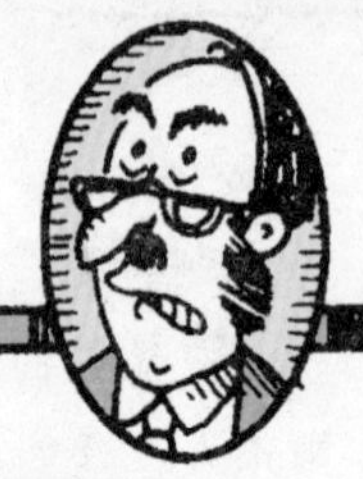

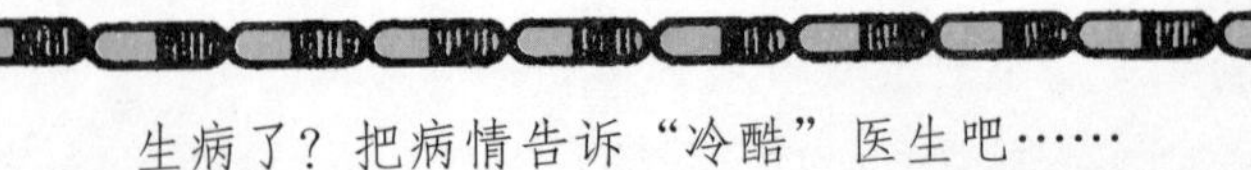

生病了？把病情告诉“冷酷”医生吧……

亲爱的医生：

我有点低烧，咳血，还流鼻涕（真对不起，我把信纸弄脏了）。

我得了什么病？

T.坎南布里夫

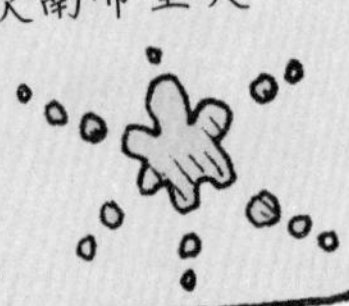

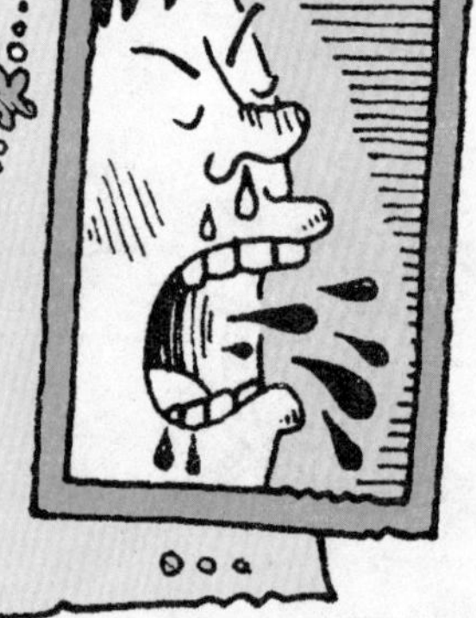

亲爱的坎南布里夫先生：

我的业余爱好恰好是培植病菌，我根据信纸上的污迹判断，你应该是患上了肺结核。我很抱歉地说，这种肺部疾病是世间最凶狠的杀手，不过吃一个疗程的抗生素就可以救你的命了。*

又及：别称呼我“医生”。

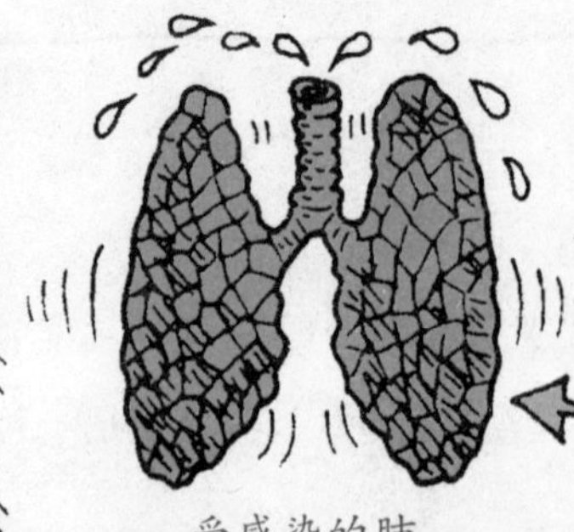

你的身体正试图清除你肺部的肺结核病菌

受感染的肺

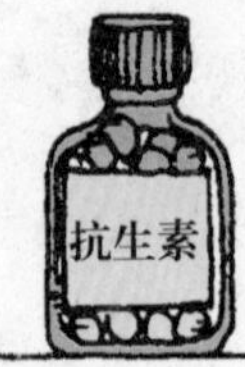

★ 关于抗生素，详见第64页。

注意，假如你认为这有点耸人听闻，那就接下去看“微生物犯罪档案”的第二部分吧。

微生物犯罪档案之二

凶恶的病毒

形 状：

样子古怪——有的像登月舱，有的像全身插满了针的水雷。

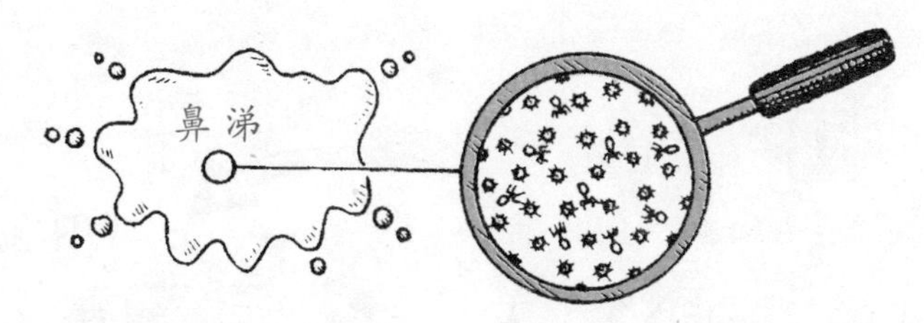

大 小：

17～300纳米。你的拇指指甲上可以排列1000万个病原体（你的手不能抖，而且要付出很大的耐心）。

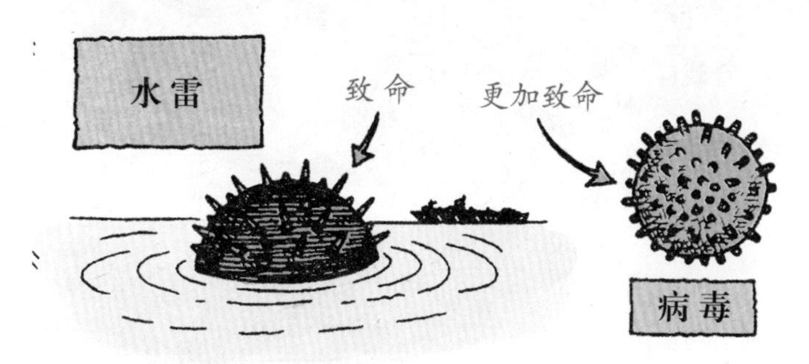

滋 生 地：

病毒自己没有防冷防热的身体，所以它们通常住在细胞里。你别搞错了，我说的不是警察局里的单人牢房*。我的意思是指构成我们身体的微小的胶状物。

★ 英文中cell既有“细胞”之义，又有“单人牢房”之义。

喜好的食物：

病毒既不吃也不呼吸。实际上，有的科学家认为它们甚至都不是活物！把病毒想成吸血鬼——不死不活折磨大活人的家伙。难怪它们那么令人讨厌！

可恶的习性：

病毒附着在细胞里，劫持细胞的控制系统，迫使其复制病毒。细胞累垮后死去了，病毒就去寻找下一个牺牲品（详细描述见第107页）。

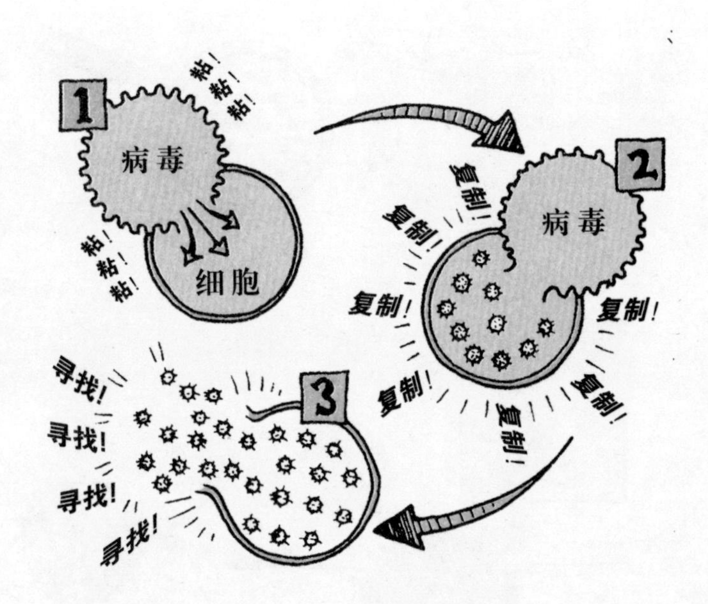

罪恶的行为：

当我们咳嗽或打喷嚏时，病毒经常通过从口中喷出的唾液的微粒传播。别吸入这种危险的东西。我在手绢上写下了一些有趣的注意事项……

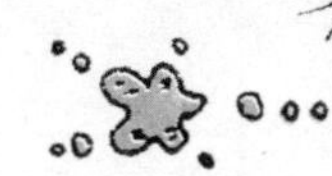

披露随便打喷嚏的真相

1. 一个喷嚏里可以含有600万个病毒！你下一次感冒打喷嚏时不妨算一算病毒的数目！

2. 数百万鼻涕的微粒以每小时64千米的速度从你的鼻子和嘴里冲出来。

假如你的喷嚏是一阵风的话，其强度足以刮断树木的细枝！

3. 几秒钟之内鼻涕含有的水分就会干掉，病菌被包在干硬的鼻涕里，就像微小的子弹（不过它们太轻了，没有人能感觉到）。要是有人恰好路过，一些鼻涕就会进入他们的喉咙和鼻子里，有的会落在他们的手上，接着他们又把手指放到嘴里吮吸。你的病菌就这样进入了别人的体内。

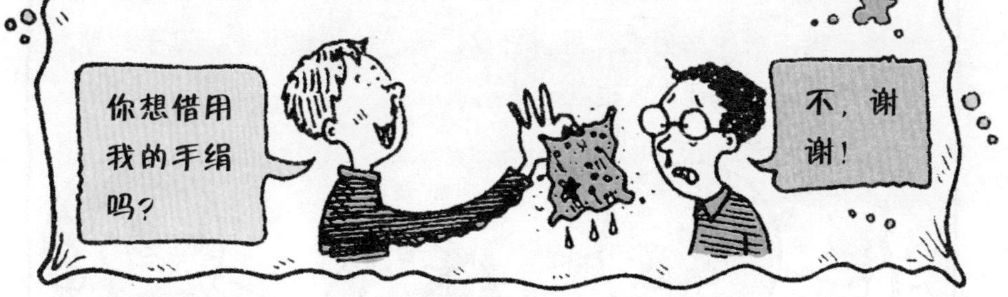

微生物犯罪档案之三

介于细菌与病毒之间的可恶的东西

让我们用科学专用名词吧。它们是真正活着的东西，比细菌小，但比病毒大——最有名的称作立克次体。

未完

形状：无色的微小胶状物。

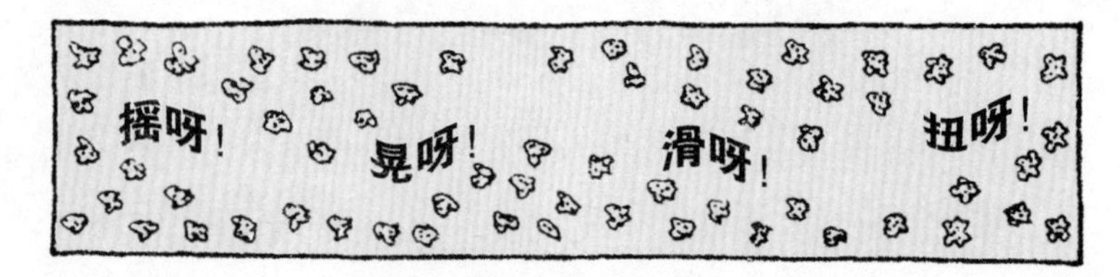

大小：

0.5微米。在你的拇指指甲上横着排一行可以有20 000个。（你又能把这些病菌放在哪儿呢？）

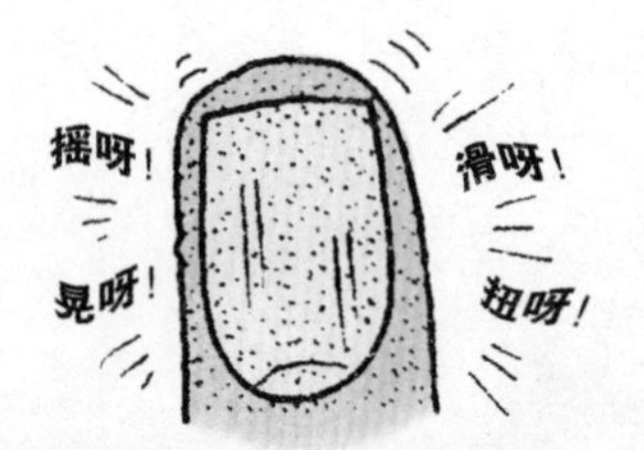

滋生地：

立克次体生活在扁虱和虱这样的昆虫体内。斑疹伤寒的立克次体潜伏在不清洁的人体上的吸血虱子的体内。也许这就是它们传播讨厌疾病的原因吧。病菌出现在虱子的屎或卵中，虱子的卵在人们搔痒时通过皮肤进入人体。

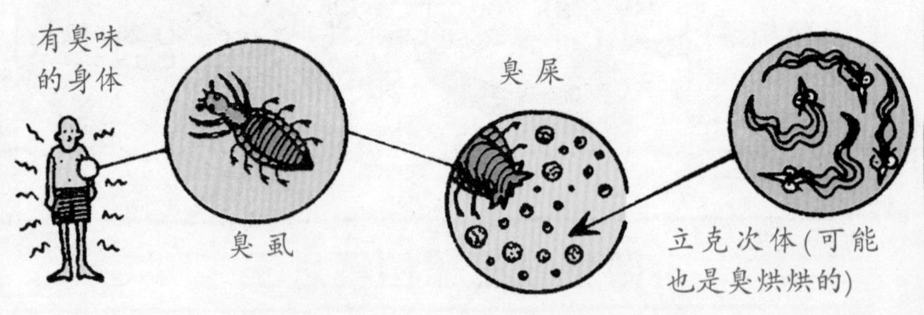

由于立克次体太小了，它们能藏匿在身体的细胞里，很难被发现。

可恶的习性：

斑疹伤寒立克次体会让人患上可怕的斑疹伤寒。

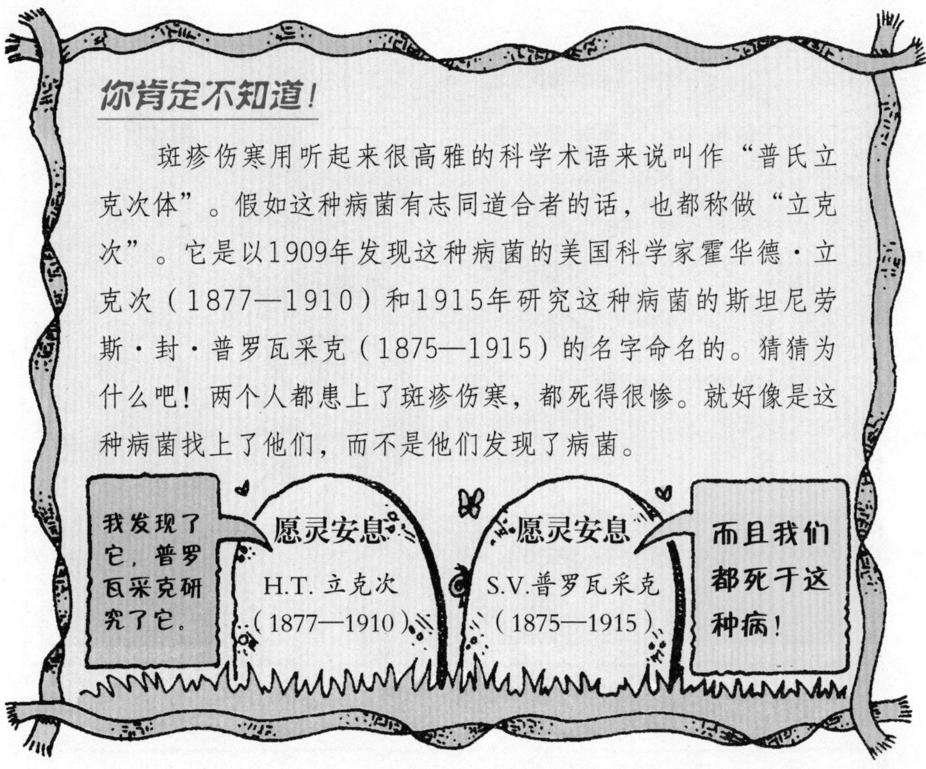

你肯定不知道！

斑疹伤寒用听起来很高雅的科学术语来说叫作“普氏立克次体”。假如这种病菌有志同道合者的话，也都称做“立克次”。它是以1909年发现这种病菌的美国科学家霍华德·立克次（1877—1910）和1915年研究这种病菌的斯坦尼劳斯·封·普罗瓦采克（1875—1915）的名字命名的。猜猜为什么吧！两个人都患上了斑疹伤寒，都死得很惨。就好像是这种病菌找上了他们，而不是他们发现了病菌。

那么，什么是斑疹伤寒呢？“冷酷”医生知道有关的可怕细节……

病情通报

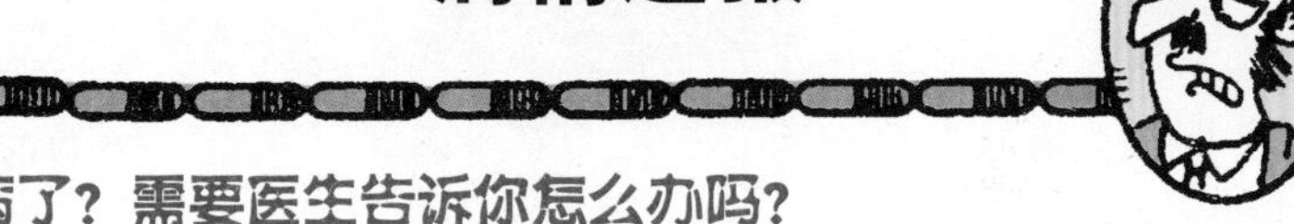

病了？需要医生告诉你怎么办吗？

给“冷酷”医生写信，要是他不太忙的话，会费神回答你的问题……

亲爱的“冷酷”医生：

前天我背疼，现在我发烧，头疼得要裂了，我想我开始出疹子了。我没法睡觉。我快死了吗？

你的维拉·西克

亲爱的西克女士：

可能你真的病得要死了。你得了斑疹伤寒，会死于致病微生物毒素引起的心力衰竭。而你的皮疹会发生溃疡，它们会烂掉，假如你的手指和脚趾受感染的话，它们会脱落的。假如真这样的话，你能出让这些东西来充实我个人的医学收藏吗？

要是你想好起来，我推荐抗生素，它可以阻止病情的恶化。

请原谅，我的病人已等得不耐烦了。

假如你睡不着，那就试着躺到床的边沿，这样不用多久你自己也“脱落”了。
要是你能把五个手指都让给我，那可真是帮了我大忙了。

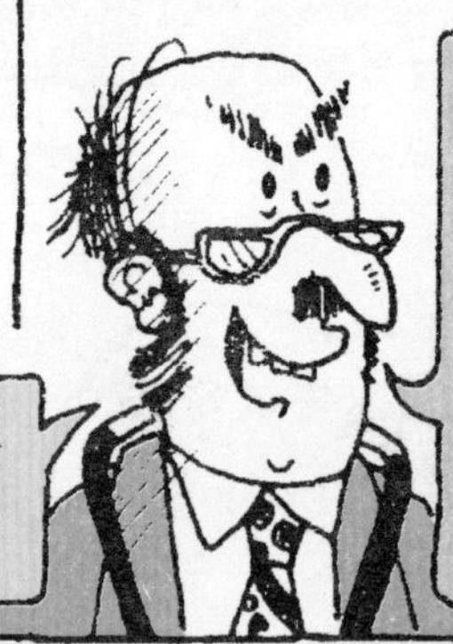

现在还是来看犯罪档案吧……

微生物犯罪档案之四

腐烂性原虫

形 状：

无色的胶状斑点。原虫样子很像人的细胞，这就使它们在人体内很难被认出。想象一下，要在巧克力工厂里找出一块奶油太妃糖，是不是很难？

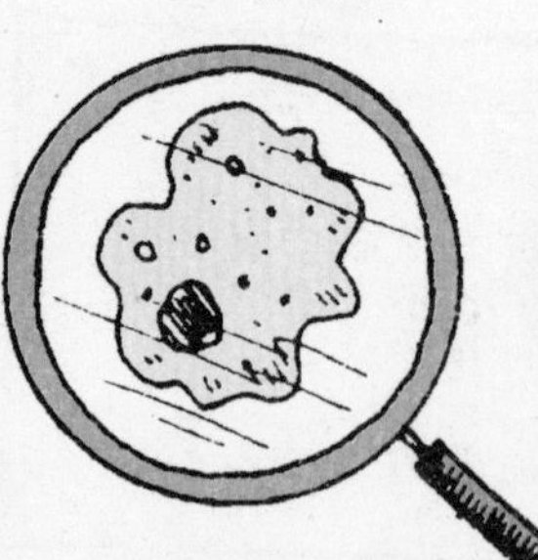
放大的原虫

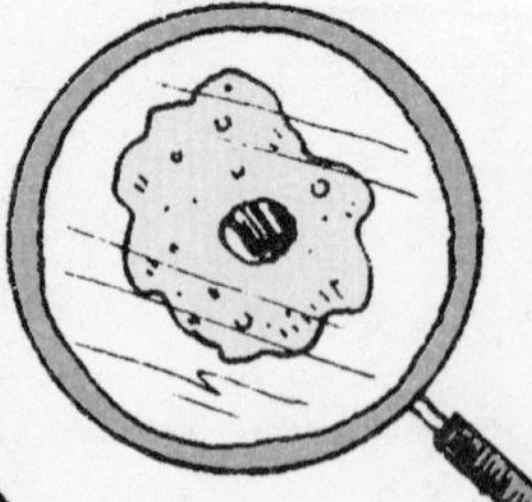

放大的人类细胞

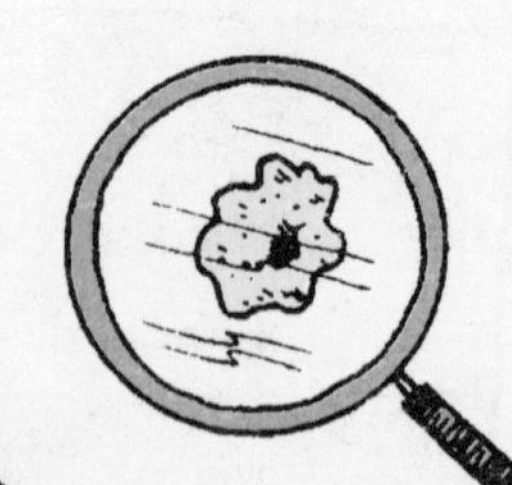

放大的奶油太妃糖斑迹

大小：

绝大多数横切面小于0.5毫米。

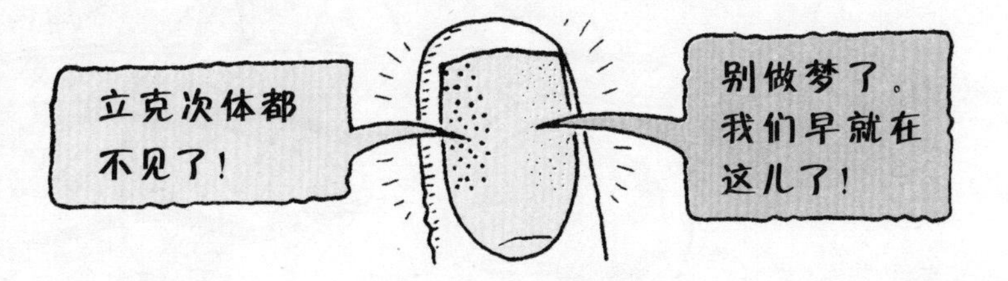

滋生地：

经常在生物的体内做窝——在肠子或血液这样能制造毒素引起疾病的地方。

我觉得很难受，
我要死了。
你怎么知道呢？
我的肠子告
诉我了。

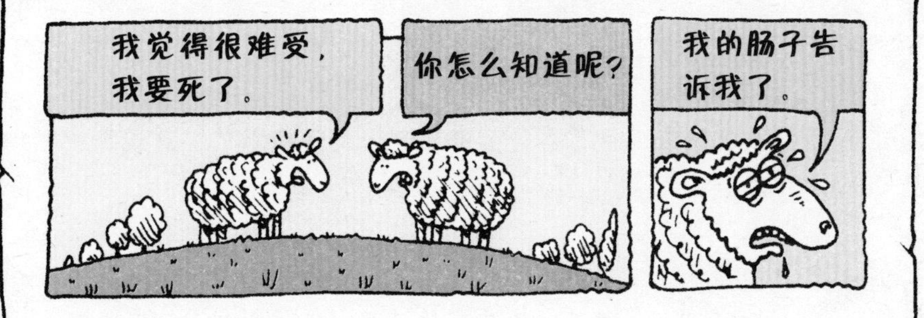

可恶的习性：

有疾病它才能存活。以疟疾为例，这种疾病由原虫引起，真的就像是一群比拉鱼进了一个金鱼缸。

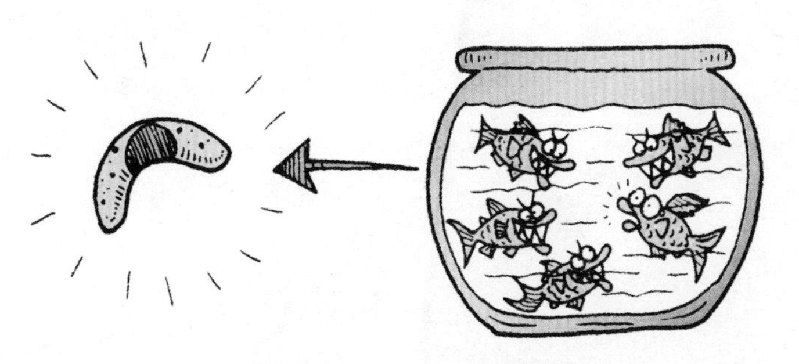

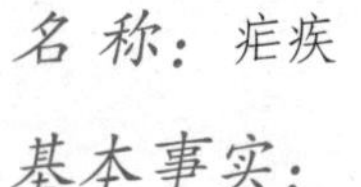

名称：疟疾

基本事实：

1. 原虫由疟蚊传播。

2. 原虫有着复杂的生命史。它们住在蚊子的胃和唾腺里，当蚊子叮人时就迁移到了人的血液里。

人的皮肤

毛细血管

受感染的血细胞

3. 原虫就在那里制造毒素和吞食血液中的红细胞（红细胞是把氧气携带到身体各处的必不可少的运输者），这就是引发疟疾的原因。

致命细节：

1. 你有患上4种不同的疟疾的可能，每一种都由不同的原虫引起。

疟疾名单

第1至3类型：肌肉疼痛、头痛、发烧出汗。

第4类型：除了上述症状，还伴随着血管堵塞和肌肉痉挛。

2. 这4类疟疾都会使你肌肉疼痛、剧烈头痛、发高烧和出冷汗。接下去病情就更糟了。

3. 前2类疟疾每次要发烧48小时，第3类要发烧72小时，至于第4类……

4. 实在可恶的变体。差不多有半数患者因脑血管被死去的血细胞堵塞而死亡。这时会出现肌肉痉挛，这种情况有时也会使患者把舌头咬下一半！

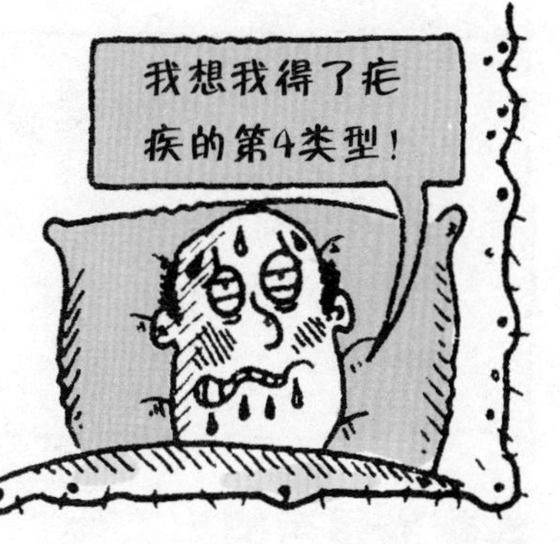

你肯定不知道！

1. 细菌、病毒和原虫之类的微生物已存在了几百万年。它们属于自然界了不起的幸存者，比受它们侵害的生物存在的时间都要长。科学家现已发现了遭细菌侵害的恐龙骨头化石。我认为这头恐龙曾患有剧烈的骨痛症。

2. 每天我们身上要脱落100亿片死去的皮肤碎屑——它们是在新的皮肤长成时才从你的身上脱落的。要是你把黑色的脏裤子的里面翻出来，你会看到一些这样的碎屑。至少有三分之一这样的碎屑携带着细菌和病毒。

3. 因此当你清扫房间，搅起这些碎屑时，你便吸入自己的皮肤碎屑和病菌！

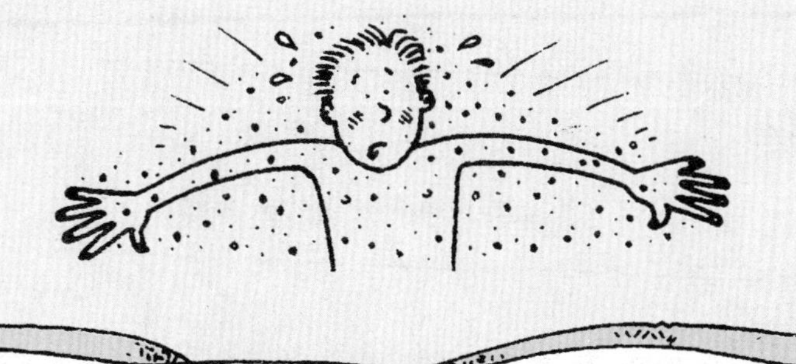

致读者——重要启事

遗憾的是，你仍得收拾房间：假如你不打扫的话，你根本不可能清除细菌和病毒。不打扫的话，对你的健康不是更有害吗？

看看你是否能当医生

有个病人鼻子上生了个疮。这个疮是由细菌引起的，红肿之处全是好看的金黄色脓液。

还有更糟的情况——脚上也生了疮。然后你的靴子就沾上了脓液！那么这种疮是怎么形成的呢？

a）是细菌释放出的气体。

b）是被细菌吸收的血液。

c）是死去的血细胞和死去的细菌的混合物。

严重警告！

不要去挤压长出的疮，这会使更多的病菌进入身体。你可能还会把脓液喷射到眼睛里。哈哈！

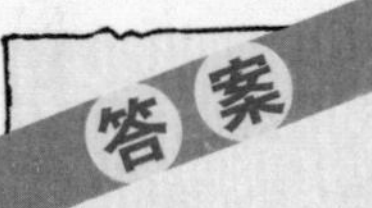

c）这是在与细菌英勇抗争中死去的血细胞。

想了解详细情况吗？这可是抗击致命疾病的绝密文件。只是完全出于偶然，我们才搞到一个副本——也就是本书的下一章……

身体的抵抗

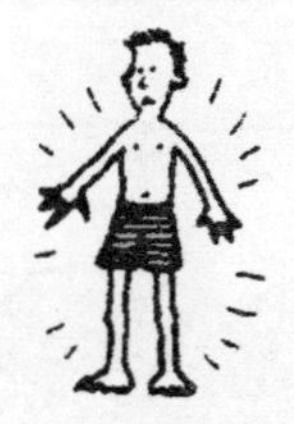

想来一场战争吗？你的身体就在打仗。每天它都在一门心思地和病菌战斗着！既然前面已经许诺过了，这里就让我们看一看那些绝密的军事作战计划，这样的机会真是不可多得。

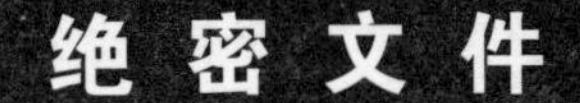

人体防御计划

（本文件万不可让病菌拿到）

作者：“病菌斗士”少校

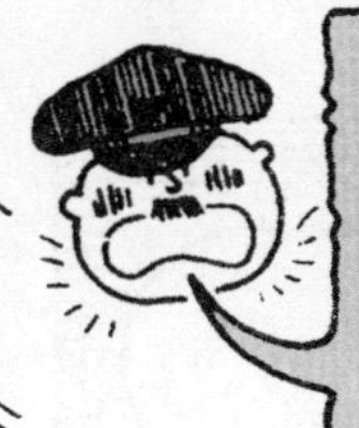

人体的防御机制，我们称之为“免疫系统”，分为防御和发动反击两个阶段……因此请注意这份重要的文件！

军事基地和通道

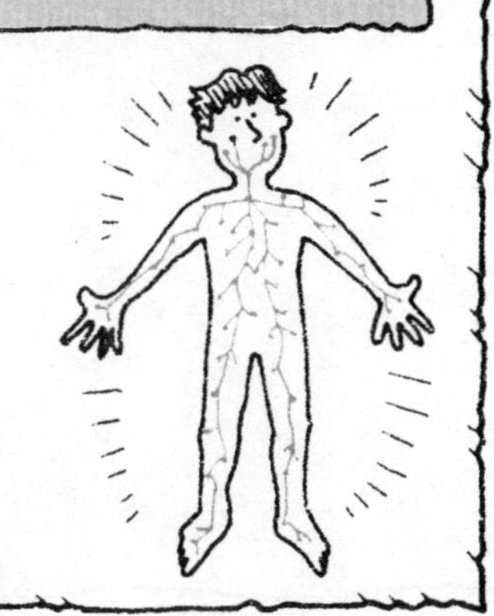

防御系统以称作淋巴系统的军事通道为基础，它由称作淋巴结或淋巴腺的军事检查站构成。在那些地方，血液中的白细胞重新组合来抗击感染。

血液中红细胞凝结成一个纤维网
疮口结的痂(别去挖它！)
皮肤

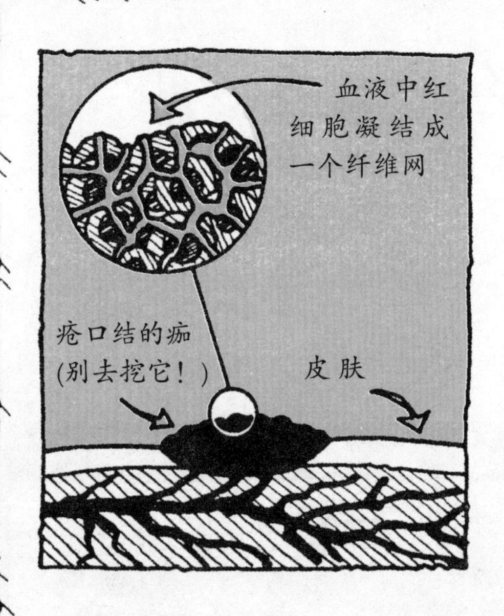

防御线

1. 皮肤关

我倒想看看有哪个病菌能钻过这皮质的厚墙！

问题是人类偏要擦伤或割破自己的皮肤让病菌侵入。

2. 鼻涕关

我们知道鼻涕的专业术语为“黏液”。鼻子、气管或肠子里的黏液使入侵者陷入泥潭，它们包含了一种能杀死某些病菌的物质。我们部署在这里的前方部队是肥大细胞，它们受命释放所贮藏的称作“组胺”的化合物。组胺加宽了血管壁细胞之间的间隙，使有杀伤力的白细胞（参见下一页）离开血液去与入侵者战斗。与此同时，稀薄的黏液流出来，把敌人冲洗掉！

阿嚏！
冲掉它们！

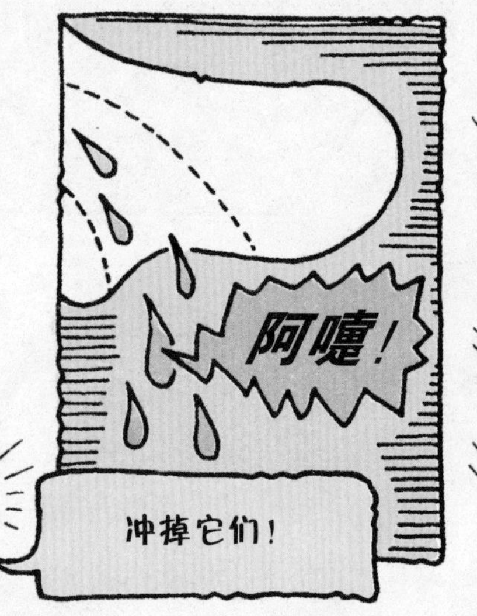

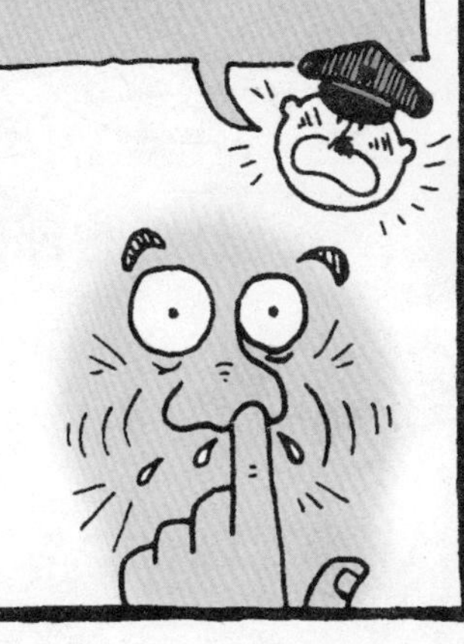

有的人喜欢挖鼻涕来吃。这种丢脸的习惯会使被黏液捕获的病菌进入肠子，假如它们未被胃酸溶解的话，会在肠子里繁殖并引起腹泻。

3. 血液之战

a）由于在细胞之间形成了空隙，血管自然变得更粗，更多的血液急速流过，使人感觉到热。那就是有病菌的身体部位发红和肿起来的原因。

b）病菌过热就会死去，因此我们通过给血液加温来使它们冒汗！白细胞向大脑传送化学信号，大脑以能使人体细胞更快产生能量的化合物作为回应，这就放出额外的热；当血液为了不在空气里丧失热量而把它积蓄在人体深处时，皮肤就变得苍白。人类把这称作“发烧”——我把这称作绝妙的策略！

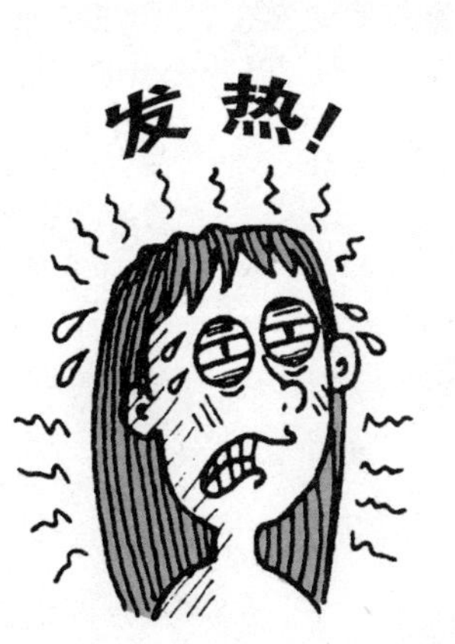

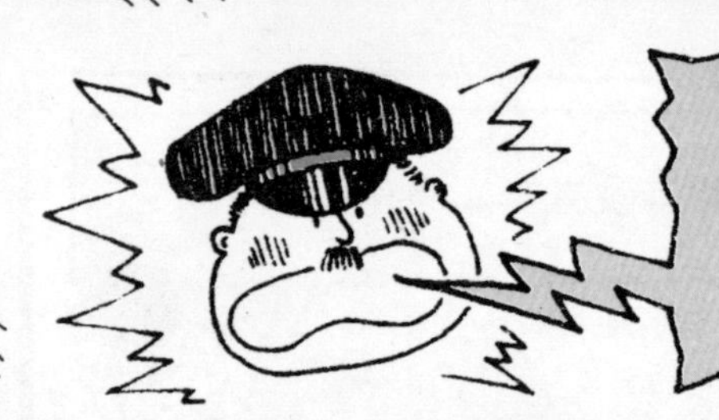

白细胞部队……

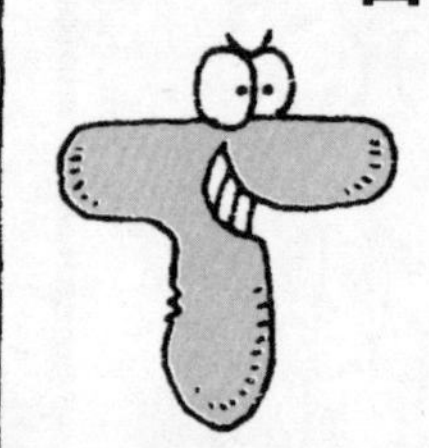

T细胞部队

T是胸腺地带的绝密代号，这是军队招募新兵和受训的地方。

这支部队由三个随时可供使用的分队组成……

胸腺

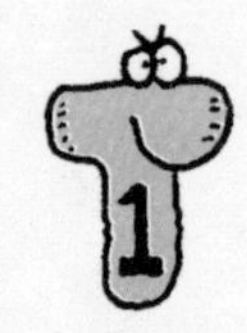

杀手细胞是受命搜寻和毁灭所有病菌的战士，体内所有被确信是藏有病菌的细胞都将被它们毫不留情地清除！

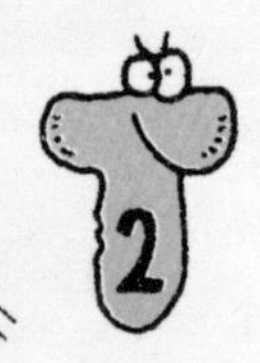

T助手细胞是受过高度训练的情报和通讯专家。它们辨认病菌并产生向B细胞部队（参见下一页）发出警告的化学信号，指示杀手细胞发起进攻。

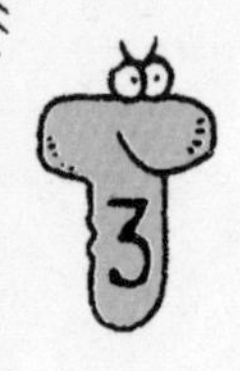

T抑制细胞是军官特种部队。它们的任务是阻止其他战士因过度兴奋而导致攻击面过大。在体内，平民细胞会不可避免地在战斗中被杀死，这可能会对身体造成损害。不错，这很不幸——但这是战争！

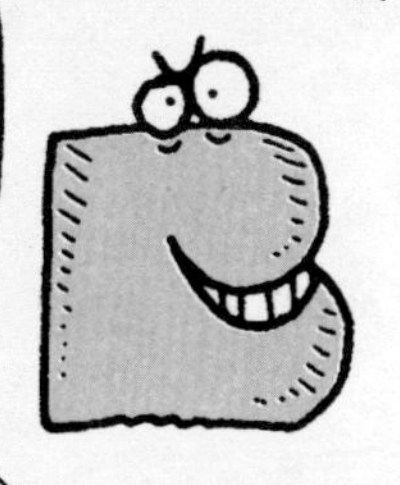

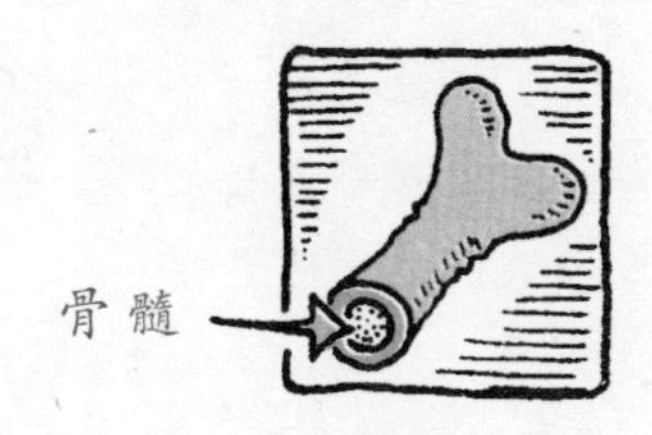

B细胞部队

B是骨髓训练中心的绝密军事代号。那里是军队招募新兵和受训的地方。

1. 每个B细胞都受过识别敌人“抗原”的训练。这是有关入侵者身体的军事行话。每个B细胞都覆盖着化学物质，就像微型钥匙可以锁住某个特定抗原外面的化学物质。由于我们拥有数百万个不同的B细胞，就有绝对的可能性找到适合任何抗原的B细胞。你可以放心地让B细胞部队去对付来犯之敌。

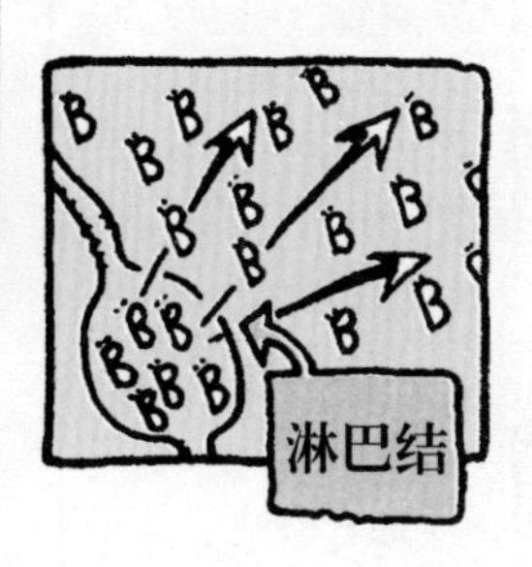

2. 特定的B细胞驻扎在淋巴结基地准备制造抗体。一旦发现了一种抗原，骨髓训练中心就将派遣千百万个B细胞增援部队，它们带有在任何地方搜寻隐藏的抗原的钥匙。

抗体武器系统

我们的军队使用导弹锁定抗原并摧毁它们。每一个抗体被设定对准一个抗原发射，把它粘住，这样它就将被坦克军团（参见下一页）吞没。

白细胞坦克军团

我们的坦克——我们称之为巨噬细胞——捕捉被粘住的敌方细菌，用机械臂抓住后者，将其吞进坦克内。所有的囚犯都被活生生地分解掉！请记住——战争可不是什么轻松的茶会！

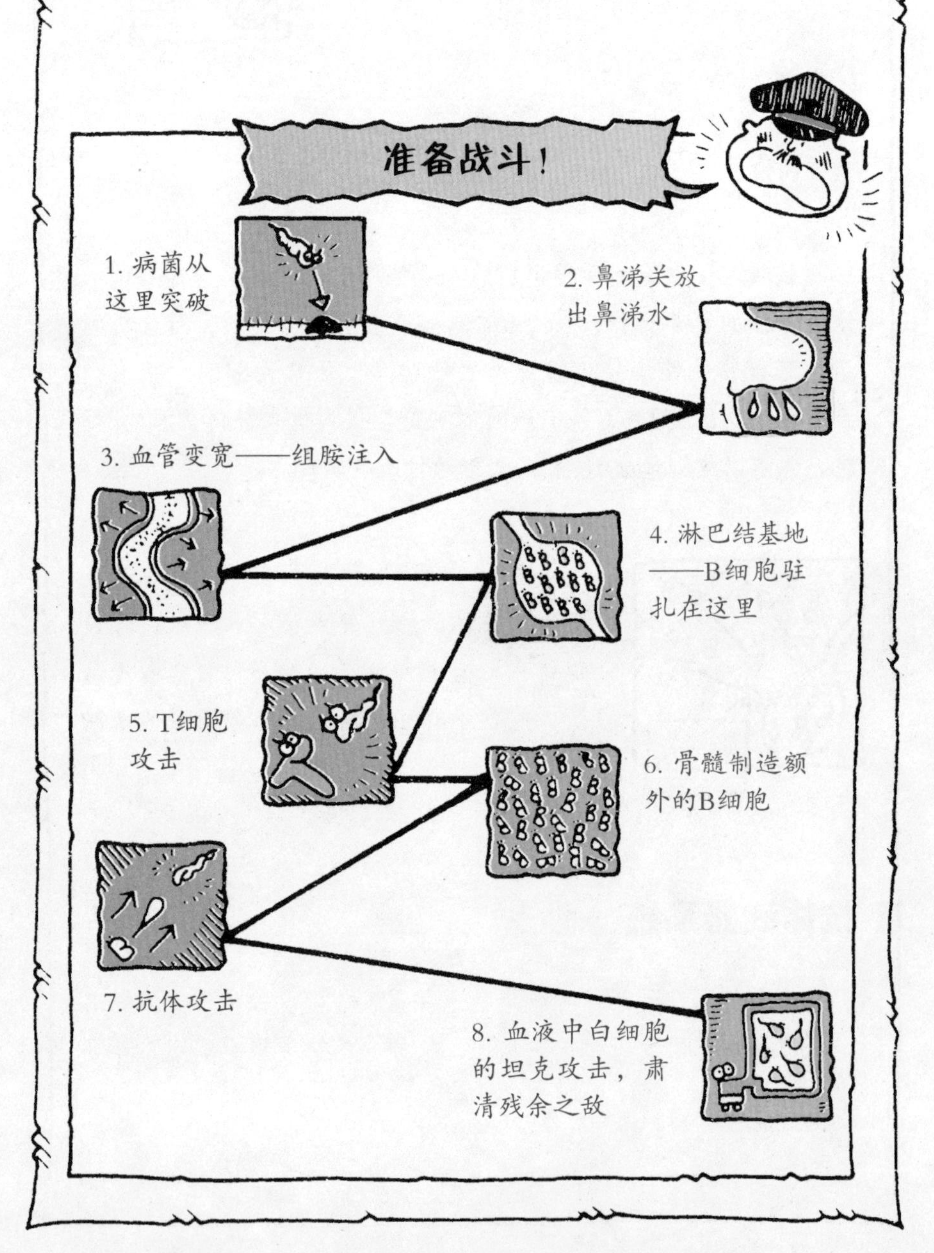

这样说话算是没救了

一个科学家说……

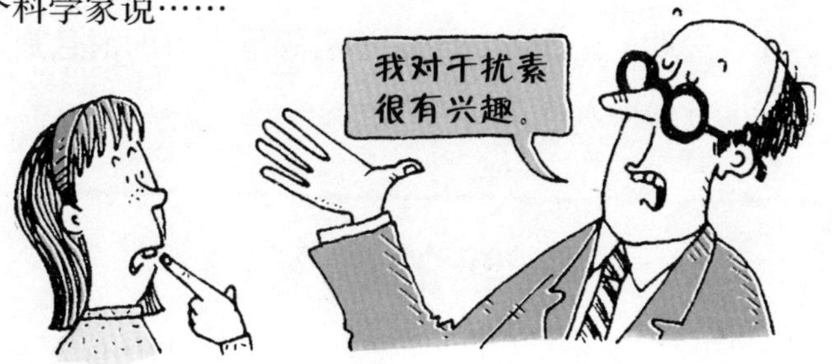

我对干扰素
很有兴趣。

你是说……

管你自己的
事，别来干
扰别人，你
这爱管闲事
的家伙。

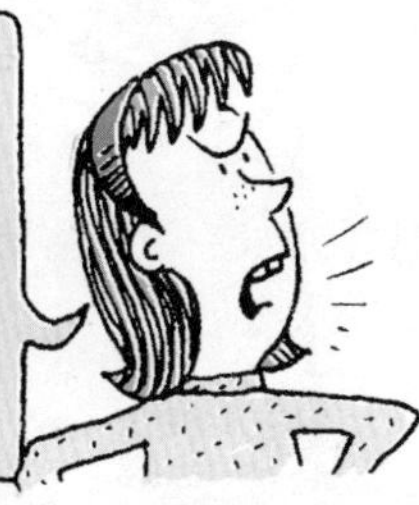

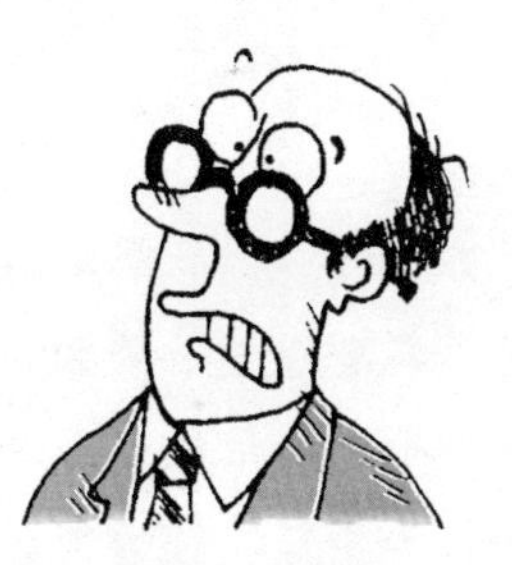

答案

他说的是“干扰素”，而不是“打扰别人”。所有的细胞在受病毒攻击时都产生干扰素。干扰素并不能使细胞免遭侵害，不过它们却以我们无法理解的方式阻止病毒的繁殖。

你肯定不知道！

身体对疾病的防御会使你感到不适！哮喘病患者对少量的化学物质都异常敏感，比如花粉或汽车造成的污染。当身体吸入这些化学物质时，肺里制造组胺的肥大细胞则负担过重。尽管组胺使血管变宽，但通风道却因此变窄了，引起呼吸困难。这够你喘上一阵的了！

你可以成为病毒侵害人体方面的专家。你真的可以！假如你曾经得过感冒，你就确切地知道感冒的滋味。坏的消息是，经过千百年的医学探索，连最聪明的医生都仍无法治愈感冒。好的消息是，人体能自行治愈。这里告诉你人体是如何自愈的……

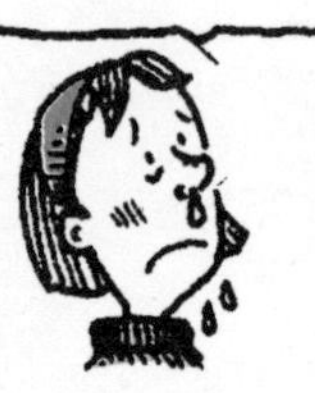

我的感冒

作者：雷切尔　　批注：“病菌斗士”少校

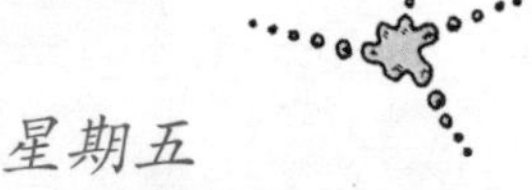

星期五

在学校感到有点不对劲。我坐在一个得感冒的男孩旁边之后喉咙有点发痒。他不停地打喷嚏。看看，我喜欢的书上都沾上他的鼻涕污点了！

所有白细胞注意了！鼻涕关已被突破了！准备行动！对所有的T细胞发出警告……看上去像是一种感冒病毒。命令细胞部队查验抗体。我们受到攻击！！！

我们已经丧失了20万个细胞……她甚至都没有注意到！

肥大细胞注意了！病毒已突破鼻涕关。实施组胺防御！加紧制造鼻涕水。我们很快就可以将那些家伙冲走了！

星期一

今天真的感到累了。

科学课简直让每个人都睡着了！我喉咙疼，还流鼻涕。

星期二

今天我醒过来时鼻子酸痛，感觉鼻子被堵住了。还得去上学——倒霉透了。心情很糟！

组胺防御很有效。白细胞进入受感染的鼻子地带。

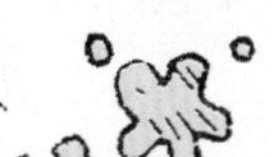

星期三

鼻涕流得太欢了，我感到头昏眼花。妈妈说我发烧了。今天不上学了。

排放出鼻涕使病菌无法立足。天啊，她用脏手帕擤鼻涕，喂饱了的病毒又回到了她的鼻孔！发烧防御很有效。

星期四

我感到恹恹欲睡，我累极了。

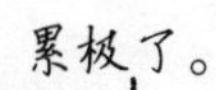

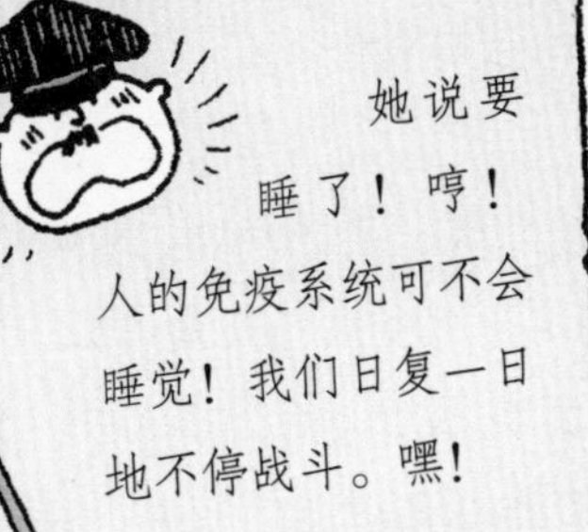

她说要睡了！哼！人的免疫系统可不会睡觉！我们日复一日地不停战斗。嘿！

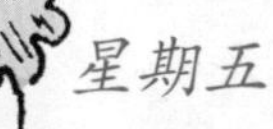

星期五

我很累，垮掉了。

我们牺牲了千百万个白细胞。仅仅损失了一半！不过，我们打胜了，干得好，伙计们！

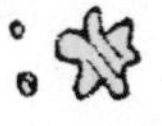

星期六

我感觉好多了！恰好赶上了这个周末！

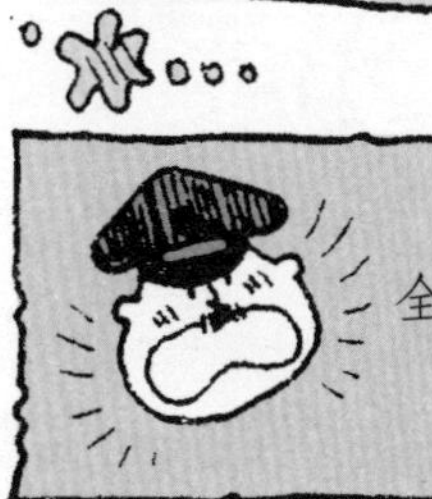

全得感谢我们！

一旦你得了某种由病毒或细菌引起的疾病，按照惯例你不会再得这种病了。科学家会说你对那种疾病具有了免疫力（不错，我知道你老是得感冒，原因是每次感冒的病毒都有些不一样）。

致命疾病实情档案

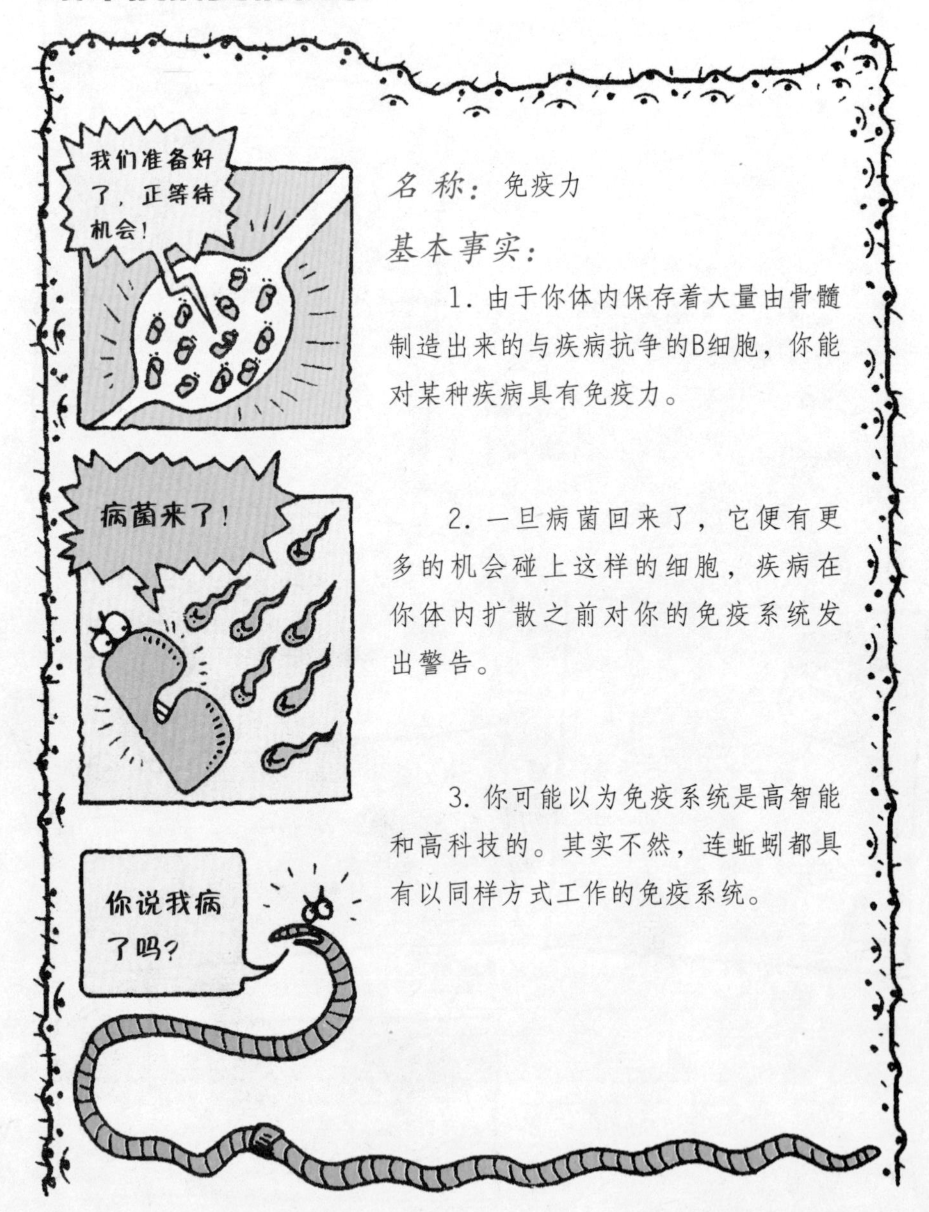

名 称：免疫力

基本事实：

1. 由于你体内保存着大量由骨髓制造出来的与疾病抗争的B细胞，你能对某种疾病具有免疫力。

2. 一旦病菌回来了，它便有更多的机会碰上这样的细胞，疾病在你体内扩散之前对你的免疫系统发出警告。

3. 你可能以为免疫系统是高智能和高科技的。其实不然，连蚯蚓都具有以同样方式工作的免疫系统。

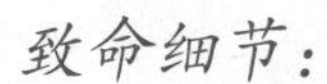

致命细节：

如果在某个地区有许多人对一种疾病具有免疫力，这种疾病就不可能广为传播。而如果大多数人不具有免疫力，这种疾病则会变成汹涌的疾病潮流——成为一种传染病。

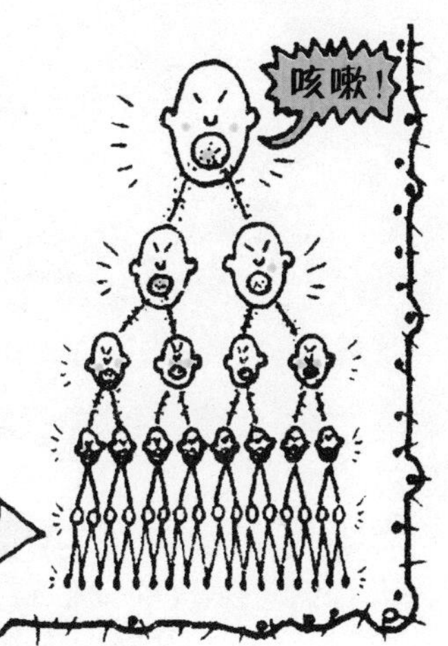

受感染的人像细菌繁殖那样不断地增加

你肯定不知道！

当一种传染病侵袭古代土耳其时，每个城市都要选出一个相貌丑陋的人充当给诸神的祭品。这些人要吃下大麦面包、无花果干和奶酪，然后遭受无花果树枝的抽打。接着，这个人便被活活烧死，骨灰被撒进大海。说也奇怪，这种做法并没能阻止传染病的流行。

那么，为什么传染病不是到处都有呢？还是想想我们为什么没有全部死掉吧！你马上就会看到，几百年以前疾病频繁暴发，而如今许多疾病都得到了控制——这得感谢下一章要谈到的人们的工作。这些出色的人是什么样的？有人称他们为“奇迹创造者”。让我们去见见吧。

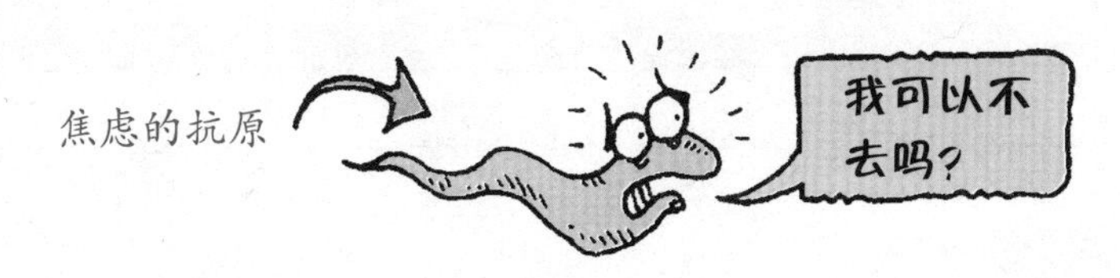

医学奇迹

在这个充满致命疾病的世界里，你有两个可以依赖的朋友。

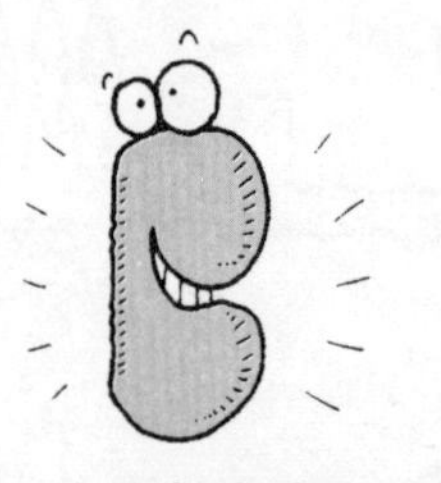

1. 你的免疫系统

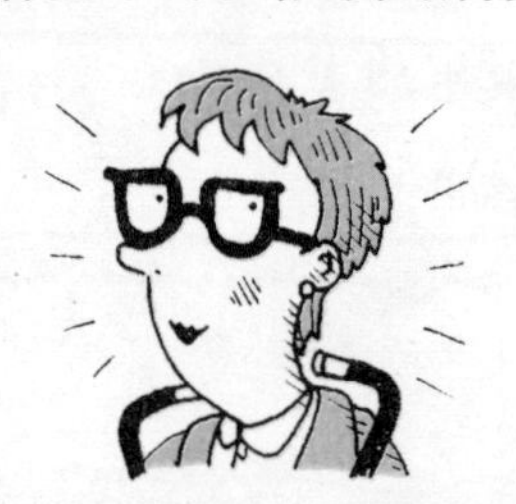

2. 你的医生

即便你有“冷酷”医生这样的医生，你也必须使你的免疫系统发挥作用。好吧，谈到医生，现在让我们来认识一下那些与致命疾病做斗争的人们吧……

认识科学家

让我们想象你的学校受到一种神秘的、令人恐惧的，姑且称作“教师青皮症”的疾病的侵袭。老师，恐怕也有学生，皮肤都变青了，上面长出气味难闻的紫色疖子。

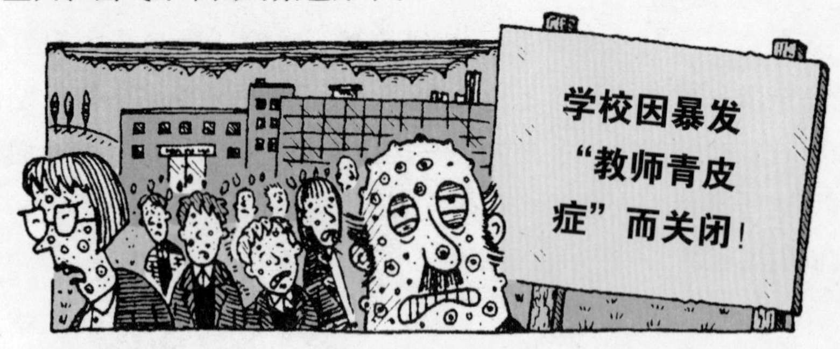

一个研究小组所要做的就是尽快找出医治的方法。详见后面的内容……

免疫学家

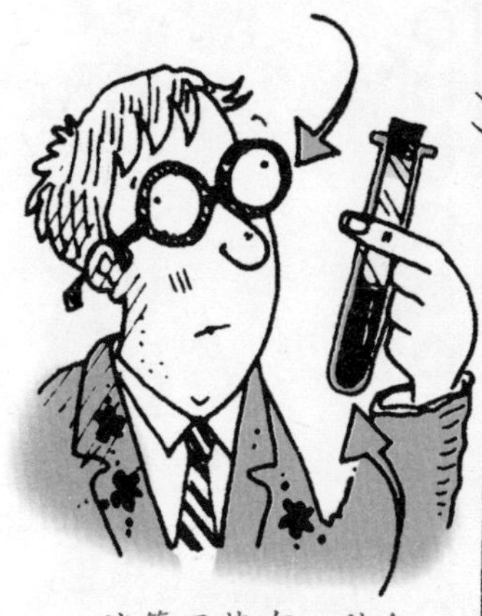

试管里装有一种令人感兴趣的血样

免疫学家研究免疫系统如何与疾病抗争。

免疫学家正在查看从患者身上抽取的血液样品，以发现它们是否正在制造抗体来与疾病的抗原斗争。免疫学家知道抗体与抗原（假如你拿不准的话，可回头查一下第33页）之间的区别。

细菌学家/病毒学家

细菌学家研究细菌，而病毒学家研究病毒——他们试图在两者之中找到引起“教师青皮症”的致病微生物（我们不知道到底是细菌还是病毒）。

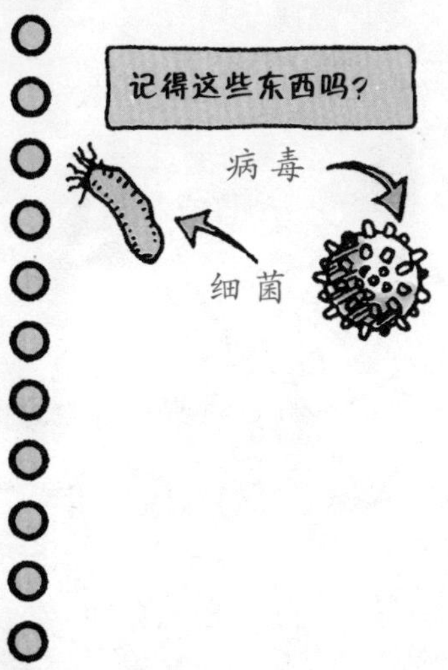

这两类科学家都想从血液、皮肤、黏液和紫色疖子这些受感染物质的样品中找出病原体。细菌学家试着通过显微镜来辨认病菌，而由于病毒比细菌小得多，病毒学家则使用功力更强的电子显微镜来进行工作。

未完

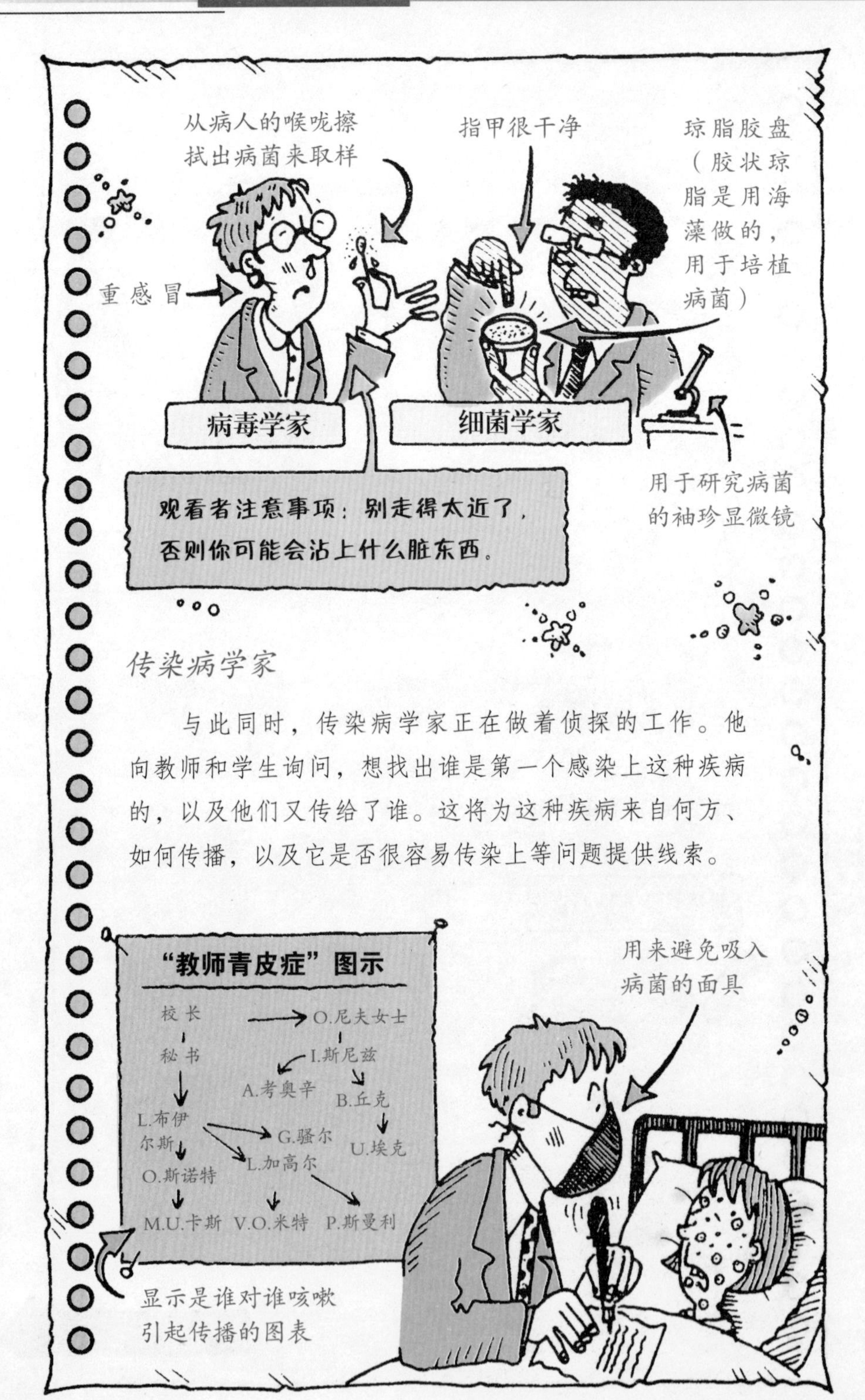

传染病学家

与此同时，传染病学家正在做着侦探的工作。他向教师和学生询问，想找出谁是第一个感染上这种疾病的，以及他们又传给了谁。这将为这种疾病来自何方、如何传播，以及它是否很容易传染上等问题提供线索。

他们工作的地方

这些科学家都在大学的实验室和专门的研究院工作，比如巴黎的巴斯德研究院或美国亚特兰大的疾病控制中心。免疫学家也在医院的实验室工作，他们在病人对疾病的抵抗力有多强方面向医生提供看法。科学家与能引起致命疾病的病菌做伴，他们的处境是很危险的，他们需要在能防御病菌的地方工作，像下面这样的……

专为研究致命的、无法医治的疾病设立的高度安全实验室

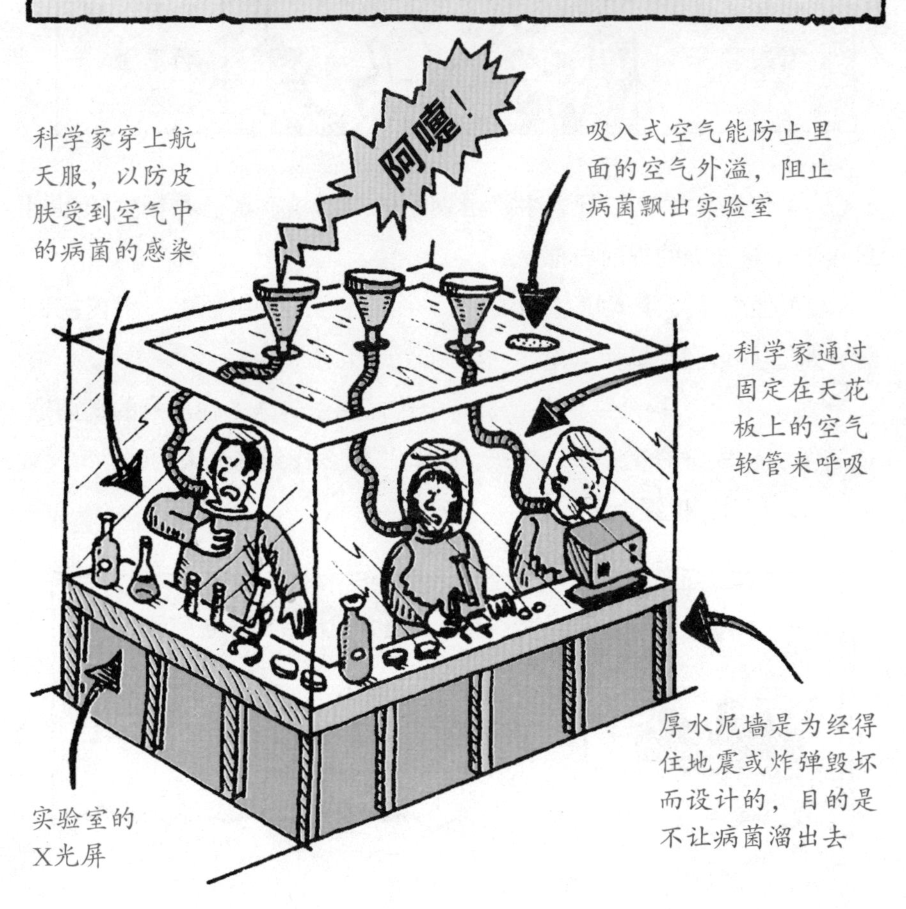

看看你是否能当科学家

你如果是研究病菌的科学家，你会怎么做呢？

1. 你有正确的直觉本能吗？1982年，澳大利亚科学家巴里·马歇尔确信有些人所患的胃溃疡是由细菌引起的。这种直觉完全正确——但某些病菌似乎老是待在患者的胃里。巴里决定做一次试验……

他怎么做呢？

a）他割开未患胃病的人的胃，加入细菌，看看会发生什么。

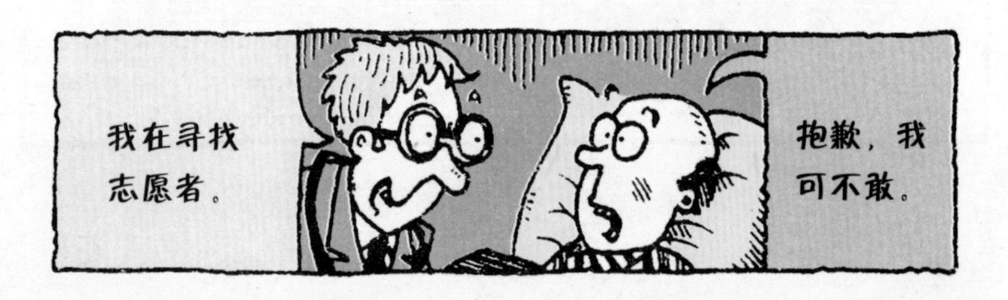

b）他想在学校午餐装牛奶蛋糊的碗里培植病菌。黏糊糊的蛋糊最接近于黏糊糊的胃的内部。

c）他喝下了令人厌恶的细菌，并在自己的胃中插入一根内视镜管，来查看它们会捣什么鬼。

2. 1948年，科学家们在寻找一个传播病菌的人。他所带的病菌通过粪便引起致命的疾病——伤寒。他们是怎么找到这个人的呢？

a）他们在报纸上登广告。

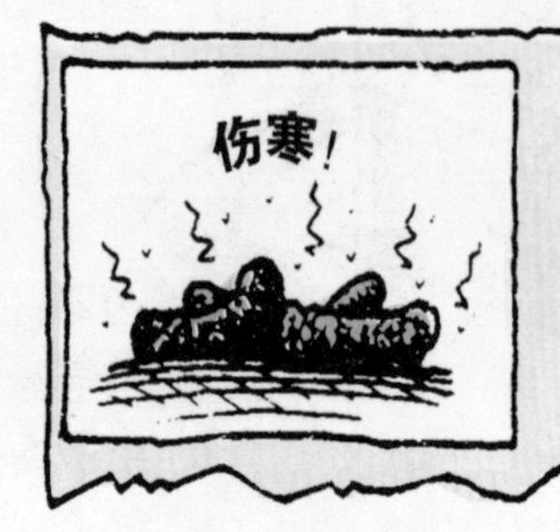

这是你的粪便吗？

科学家正试图追踪一个伤寒病菌携带者。假如他们能找到这种病的源头……

b）他们对城里的每个人做疾病检查。

c）他们对污水实施检测，找到了这种病菌，然后对所有污水管进行检测。他们在阴沟里爬行，直到找到那个人所使用的马桶为止。

小心，这里好深啊！
啪啦！
爬啊！
别担心，我带着呼吸管。
爬啊！
啪啦！
爬啊！
啪啦！

答案

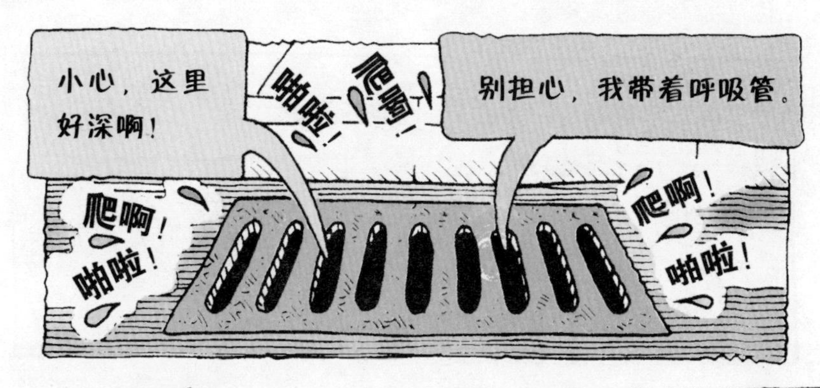

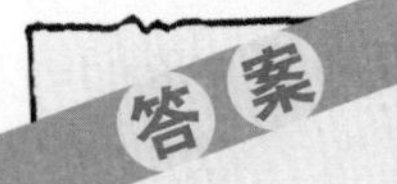

1. c）通过内视镜，巴里发现这种病菌正忙于制造溃疡。

2. c）气味很臭，却很有效。

科学家们是如何发现病菌会引起疾病的

这个问题问得好。因为病菌问题很难探究。它们的种类多得令人眼花缭乱，而且没有哪一种病菌会打着这样的标语：

你好！我们是病菌！我们来这里就是要引发疾病。

早期的想法

有些古代医生怀疑是看不见的生物引起了疾病。罗马医生马尔库斯·泰伦提尔斯·瓦罗（公元前116—公元前27）猜想疾病是由肉眼无法看见的微小活物引起的。当然他是对的，但他无法证明他的看法。

愚蠢的看法！
太荒唐了！
我希望有人赶快发明显微镜！

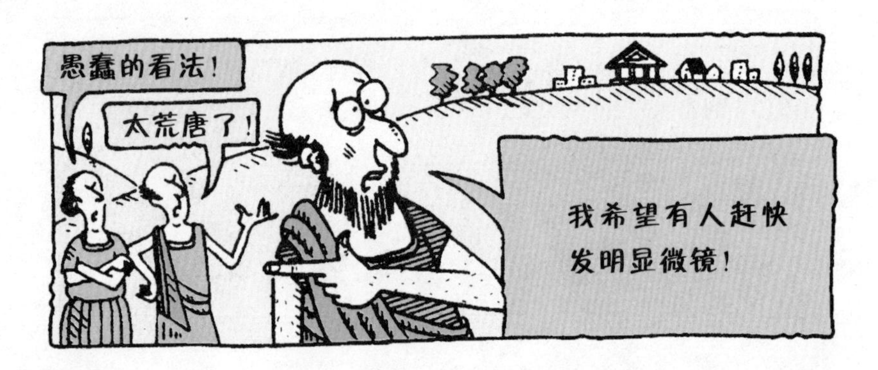

不管瓦罗怎么看，绝大多数古代医生都认为疾病是由神造成的。我们就让其中两人摆出各自的理由进行辩论……

阿波罗神通过对人射箭引发疾病。
这简直是胡说八道！

为什么这么说？
谁都知道是楼陀罗神射的箭。

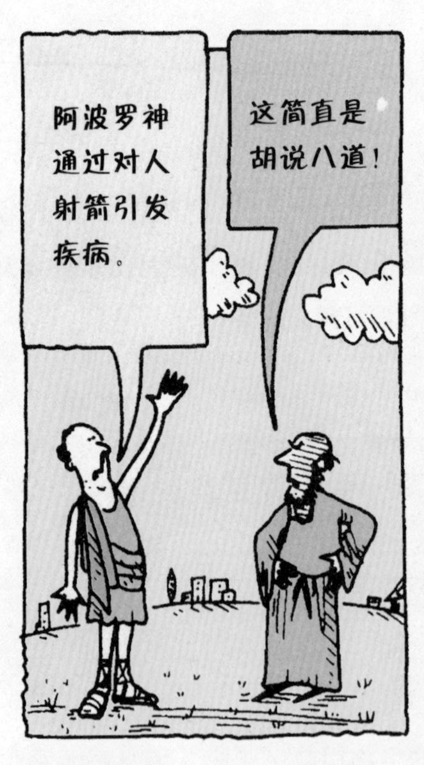

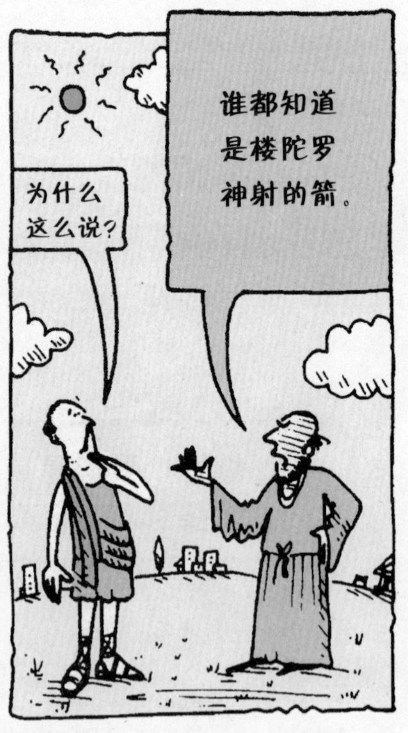

400年前，医生们以为疾病是由难闻的气味引起的。所幸这不是真的，否则你的兄弟姐妹穿的臭球鞋就值得拉健康警报了。

请待在家里，关上所有门窗。
POLICE
专家们正将运动鞋转移到高度安全实验室。

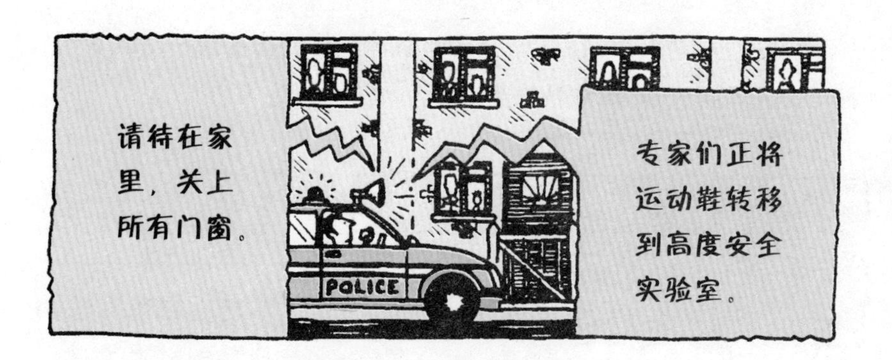

即便是在1609年显微镜发明之后，科学家们仍拒绝相信小小的病菌能杀死一个人——就像说蚂蚁能杀死大象似的。

拿着这个！还有那个！
它能承受多大疼痛？
再重点，重重地打它！

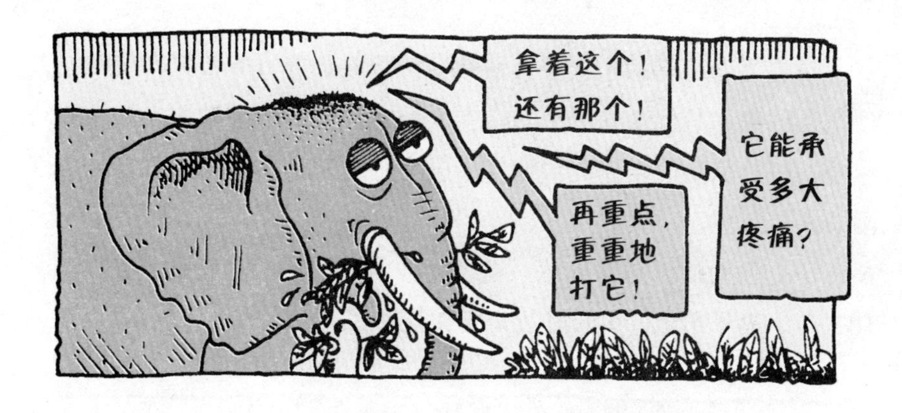

19世纪60年代，人们首次发现病菌比它们看起来要有害得多。当时法国科学家路易斯·巴斯德（1822—1895）在调查侵袭蚕（纺丝的毛毛虫）的一种疾病。巴斯德发现这种疾病是由原虫引起的，一种可恶的细菌引起蚕的腹泻。但是你很难抓住某种特定的病菌，对它说：“你因引起这种病症而被逮捕了。”因为有成堆的病菌似乎都负有责任。

不过，有一位个性很强的医生将要改变这一切……

科学家画廊

罗伯特·科赫（1843—1910） 国籍：德国

年轻的罗伯特·科赫有13个兄弟姐妹。你能想象他所受的罪吗？13个兄弟姐妹都想对他发号施令。

快点吧！
别溢出来！
真贪心！
我先吃！
你吃得太多了！
慢点！
不错，我把玉米片都倒出来了。把牛奶递给我好吗？

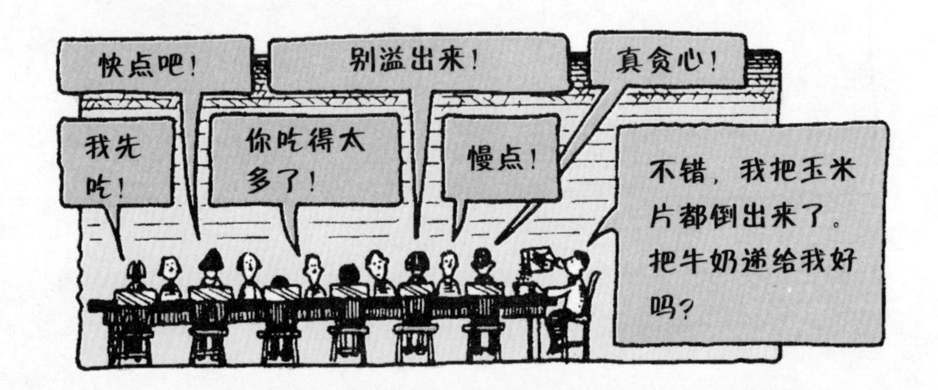

科赫是个聪明的小伙子，他那有科学头脑的爷爷和叔叔鼓励他去搜集死昆虫和其他令人厌恶的标本。后来在哥廷根大学，一位教师劝年轻的科赫从事医学研究。他成了医生，先是在军队里，后来是在德国的沃尔斯坦。

不过他对病菌越来越感兴趣了，他将自己的诊室变成了实验室。1871年，妻子给他的生日礼物是一架显微镜。

用它可以把任何东西都放大！
我希望我能见到大一点的东西。

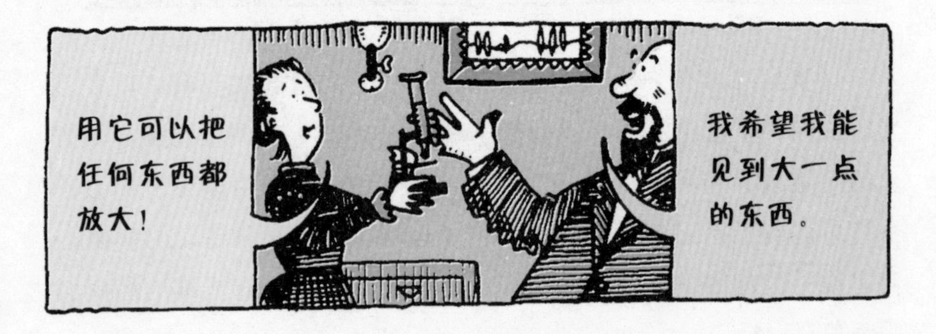

猜一猜他想用它做什么？他可不是想寻找猫毛皮里的跳蚤，而是更近距离地观察病菌。

于是科赫开始研究一种被称为“炭疽病”的特别令人讨厌的病症。它引起肺部疼痛，可以害死人和动物。

科赫用染料给某种细菌上色，这样他就能在显微镜下清楚地看到它们了。接着，他将这种细菌注射进可爱的小老鼠体内，使之得病，借此证明这正是引发疾病的细菌之一。

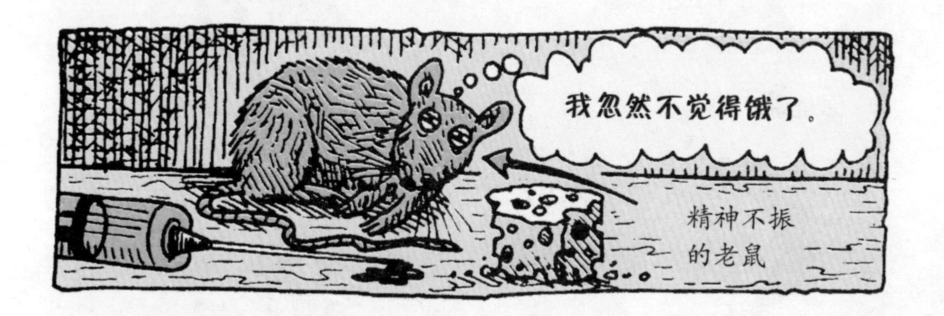

看看你是否能当科学家

科赫拿什么来喂养他的炭疽病细菌？

a）巧克力。

b）木头刨花。

c）从一个眼球内取出的混合了血的胶状液体。

线索：想想炭疽病细菌会在哪儿进食。

答案

c）当时琼脂胶还未发明。炭疽病细菌在好吃的眼屎上快活地繁殖。顺便说一句，几年之后科赫发明了琼脂胶。

科赫第一次证明了是病菌引起人类的疾病，他根据自己的工作提出了4个假设。

这样说话算是没救了

我的假设是很有名的……
小脓疮很疼吗?

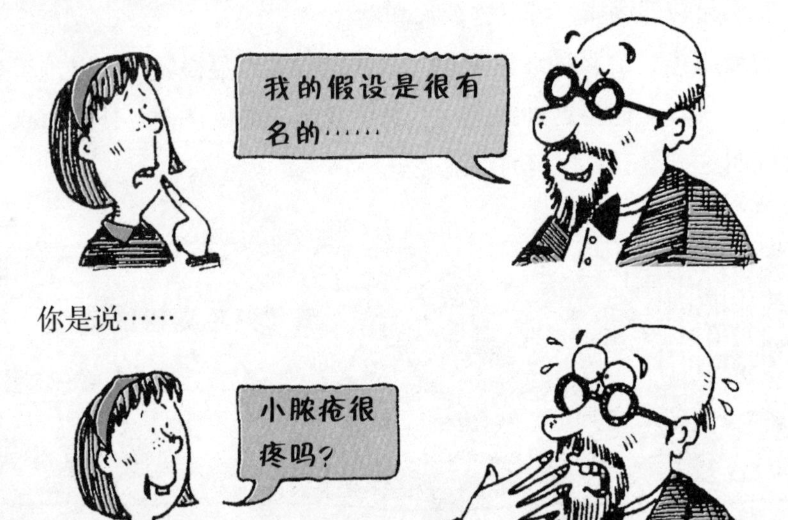

你是说……

答案

“假设”（postulate）与“小脓疮”（pustule）谐音，但一点关系也没有。

“假设”是“提议”的文雅说法。现在我假设你会继续读下去，你会停止问这些傻问题！

愿灵安息
R.科赫
1843—1910
来吧，就给你五分钟！

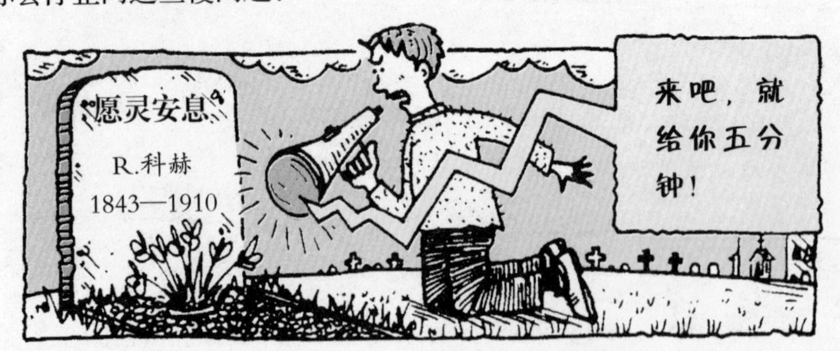

科赫的假设很重要，因为它们概括出了研究疾病的新途径。现在让罗伯特·科赫复活，由他本人来阐明那些假设吧。

绝顶聪明的罗伯特·科赫

我，伟大的罗伯特·科赫，想阐明我那改变世界历史的4个假设。由于本人已经死了，就不妨以我患上的严重喉咙痛为例——我死于咳嗽。

为了证明是一种病菌引发了疾病……

假设1. 你必须在体内患病的位置找到活着的病菌。我用一根棉签在我的喉咙里取样，发现了这种细菌。

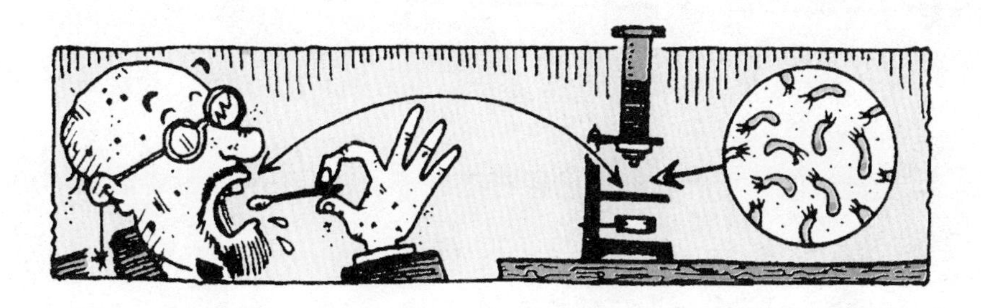

假设2. 你必须能培植这种病菌，让它进行多次分裂。我已在一盘煮成胶状的牛肉汤里成功地培植出了病菌。

你瞧！
培植！
培植！
培植！
培植！

假设3. 通过把病菌注入一只健康的动物而使动物生病。我已在一只兔子身上这样做了。

喂，我是只健康的动物！
注射！

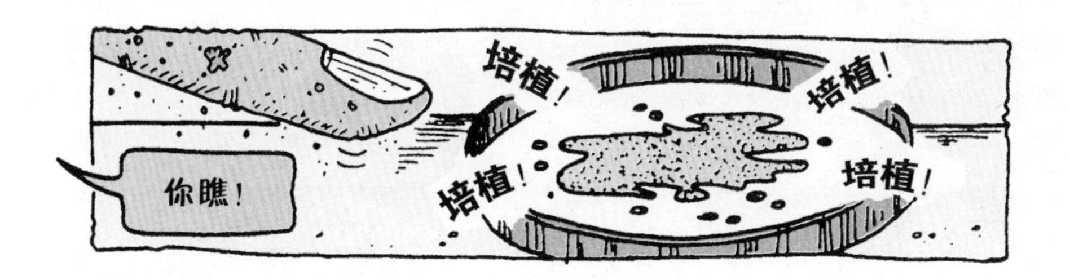

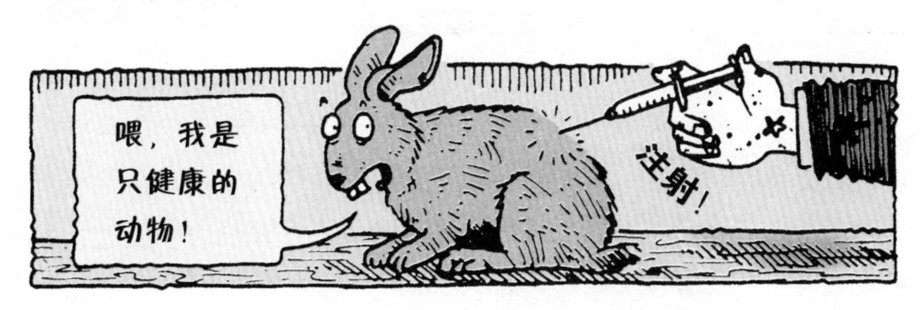

假设4. 接下去，你必须发现病菌在动物体内活着。我从兔子身上取样，发现病菌在它的喉咙里繁殖。

这个实验真够讨厌的——难受的不是脖子，而是喉咙*！

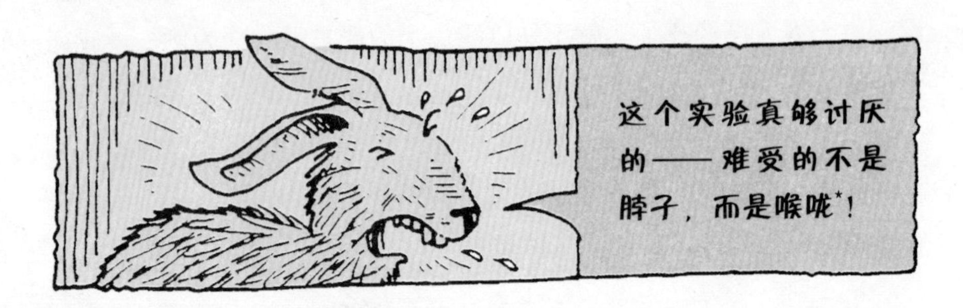

★ 这里活用了英文短语“a pain in the neck”，意思是讨厌而难以避免的事情。

由此证明，尽管我死了已经有些日子了，但我仍是世界著名的科学家。

科赫没说错。德国政府专门为他设立了研究院。他也去世界各地旅行，解剖尸体，以探究那些致命却令他着迷的疾病。对于科赫来说，这是理想的工作。他分别于1882年和1884年完成了两项最伟大的发现——他发现了引发致命的肺结核和霍乱的病菌。1905年，科赫因他的成就而荣获诺贝尔奖。

假设5——我完全应该得到这个奖励！
自夸！

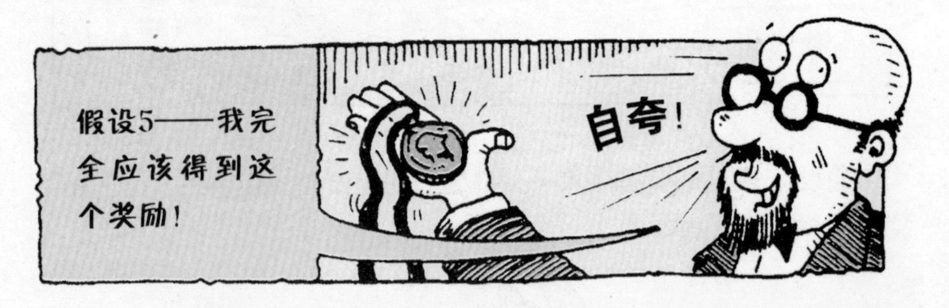

在科赫和他的竞争对手法国人路易斯·巴斯德的周围，形成了一个科学家的新群体，他们投身于致命疾病的研究，寻找引发这些疾病的病菌。这些科学家有一种新的有力武器去与感染抗争，那就是疫苗。这里向你提供有关那些必须打的预防针的基本事实……

科学知识测验

1. 什么是疫苗？

它是减弱活性的病菌样品。可以把病菌放在食物上使它们处于活性低下的状态，或把它们加热到令它们感觉不舒服的温度，达到减弱活性的目的。病菌也发现自己难以繁殖——不错，有点像孩子们遭遇数学测验，哈哈。

2. 疫苗是怎么起作用的？

把病菌注射进人体后，人体内的免疫系统（B细胞和T细胞）就能认出这种病菌，于是做好了打一架的准备。当然，减弱的病菌并不构成威胁，可一旦同样的病菌再进入身体，白细胞就严阵以待了。

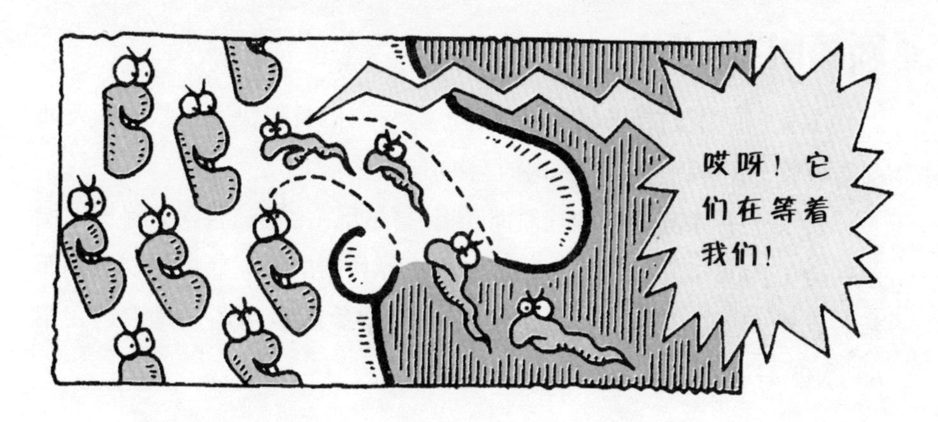

3. 疫苗是怎么被发现的？

1796年，爱德华·詹纳（1749—1823）发现了一种方法——用牛痘生出的疮里的脓来预防天花。尽管詹纳不懂什么是免疫，但引发牛痘的病毒与天花病毒很相似，因此身体可以运用对其中一个的免疫力去抗击另一个。詹纳的做法是对的，不过他刮下的脓不能算是真正的疫苗，因为他并没有使用真正的天花病菌。

后来，路易斯·巴斯德于1879年去调查鸡霍乱——你肯定猜到这种疾病传染哪种动物了吧？之后，他便去度假了。巴斯德去度假之前在美味肉汤里留下了一个培植的病菌样品——幸亏在他不在的时候没有人把这个样品偷吃了。巴斯德回来后惊奇地发现，当他把这种病菌注射进鸡的体内后，这些鸡没有得病。由此巴斯德发现，毒性减弱的病菌使鸡具有抵御疾病的免疫力。可以肯定，他对此颇为得意。

唉！我想我们——喔喔——
在劫难逃了！

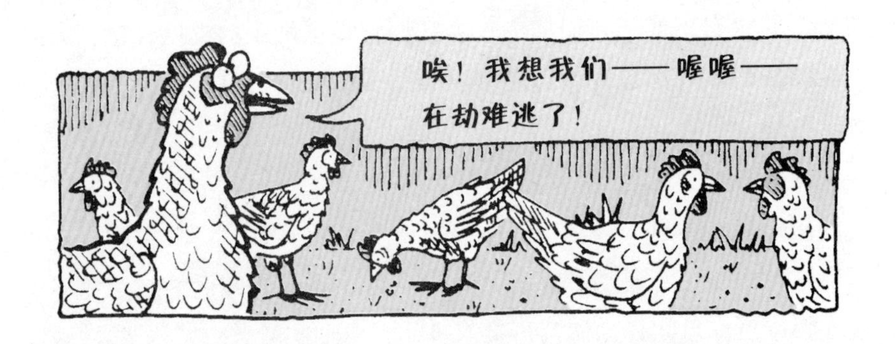

新药研制纪实

不久，医生们有了另一种武器。科学家们将很快发现某些杀死细菌的物质，但不是生活在体内的活细胞……

1. 第一种杀死病菌的物质叫新胂凡纳明，由德国科学家保罗·埃尔利希于1909年发现。埃尔利希一直在寻找新的杀死病菌的物质，而新胂凡纳明实验代码为606。我想第3次实验就成功还算是幸运，第606次就不是了！

哈哈，现在我可
以回家了吧？

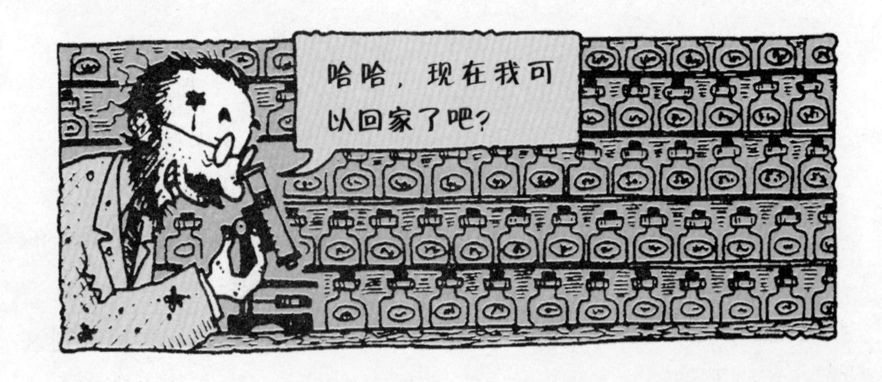

2. 许多早期杀死病菌的药物实际上是染料。德国科学家注意到染

料在染色的同时能杀死细菌，却对人的细胞没有伤害。不幸的是，染料也使病人的皮肤着了色。

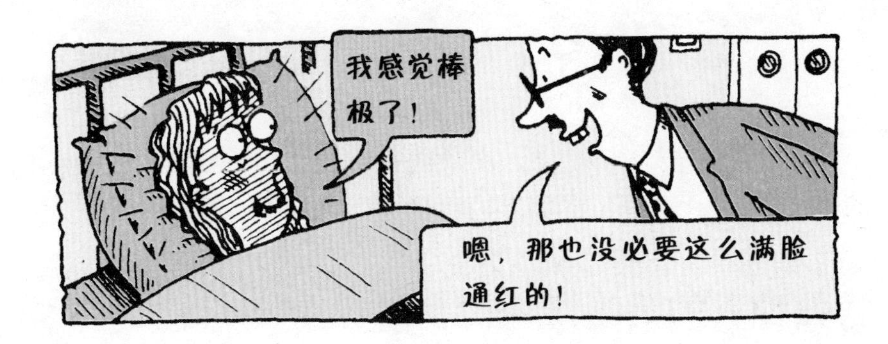

3. 法国科学家用了4年的时间，发现药物中杀死病菌的成分其实是一种被称为磺酰氨的物质，这种物质在1908年已经被发现了。

4. 科学家们开始用磺酰氨化合物开发新的药物，到1947年，他们已经研制出5000多个品种！

虽然说起来有些奇怪，但有些效力最强的杀菌物质并不是在试管里研制出来的，而是在活的细胞里生成的。神奇的化学物质从死亡的边缘把人们拯救出来。为什么不给你的生活注入一点活力，去读读下一章呢？

事实证明，它可是大救星……

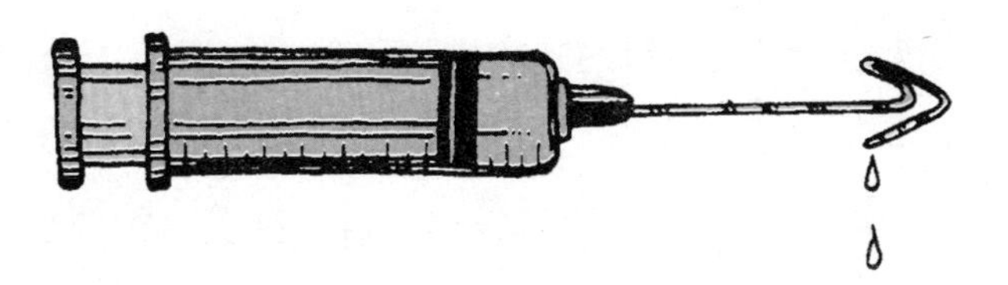

幸亏有了救命药

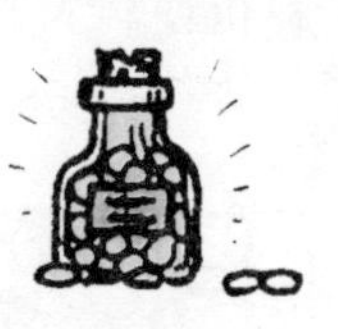

在与致命疾病的战斗中，医生们还有两种武器：抗毒素和抗生素。要是你搞不清楚我在说什么，最好读一点以下的内容……

疗效惊人的抗毒素

抗毒素是来自得病的人或动物身上的抗体。可以把它注射进别人的体内以帮助他们抗击同种疾病，这也被称作“血清疗法”。这一重大发现是由两个为罗伯特·科赫工作的科学家——德国人艾米尔·冯·贝林（1854—1917）和日本人北里柴三郎（1852—1931）完成的。

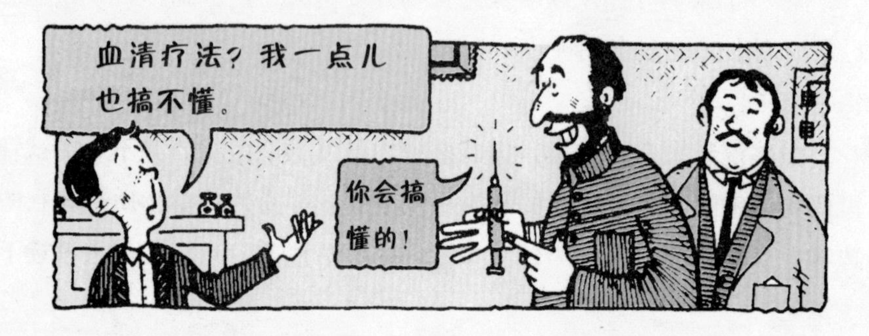

看看你是否能当科学家

科学家把一种叫破伤风的致命毒素注射进一只兔子的体内。这只兔子承受的毒素不足以要了它的命，反而还生成了对这种毒素的抗体。科学家接着把这些抗体注射进老鼠体内，再将毒素注入老鼠体内。

发生了什么呢？

a）老鼠另外长出了长耳朵并吃起了莴苣。

b）老鼠一直没得病。

c）老鼠死了。

答案

b）兔子的抗毒素保护了老鼠。1894年，冯·贝林就运用了这项技术让一匹马去生成抗毒素，这种抗毒素可以用在孩子身上来和致命的疾病白喉斗争。

白喉
嘶哑的声音
咳嗽！
嘶呜！

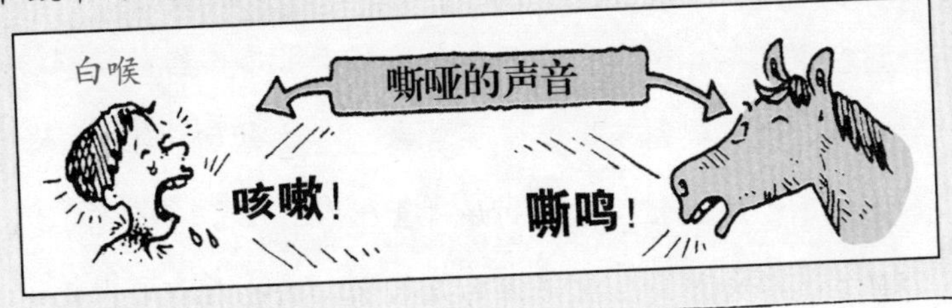

读者请注意……

家庭作业会惹出麻烦——特别是当你没完成的时候。如今教师们太现实了，不再相信以下这样合情合理的借口：

对不起，先生，外星人吃掉了我的作业本！
什么？又是这个借口！

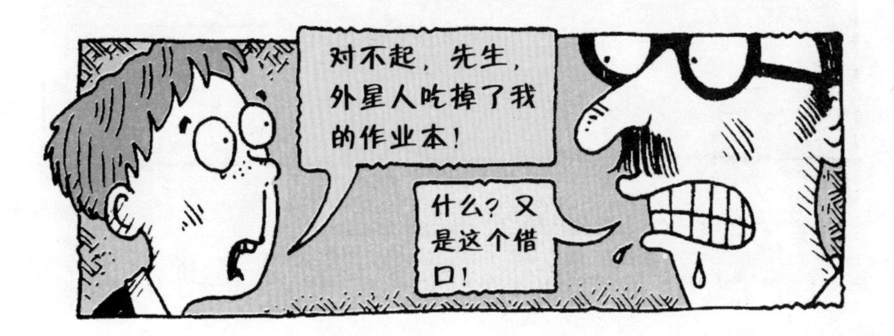

你需要的是换一套新的借口——比如你得了一种致命的疾病。要是你走运的话，你甚至六个星期都不用去上学！这本书将为你免费提供一套病假条。只需要照抄一遍，在空格里填上你的姓名，寄给你的老师就行了！

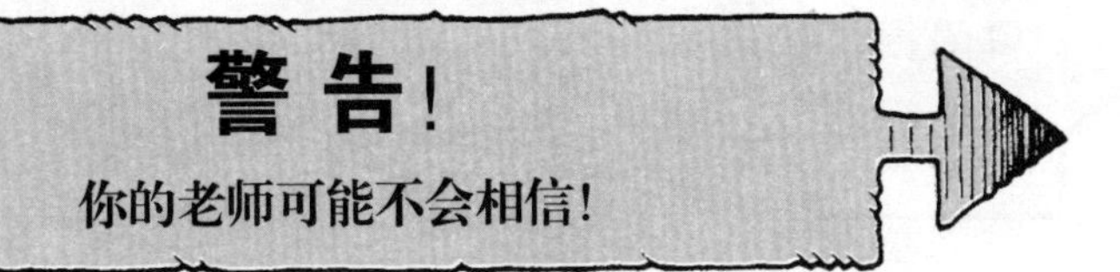

耸人听闻的病假条之一：白喉

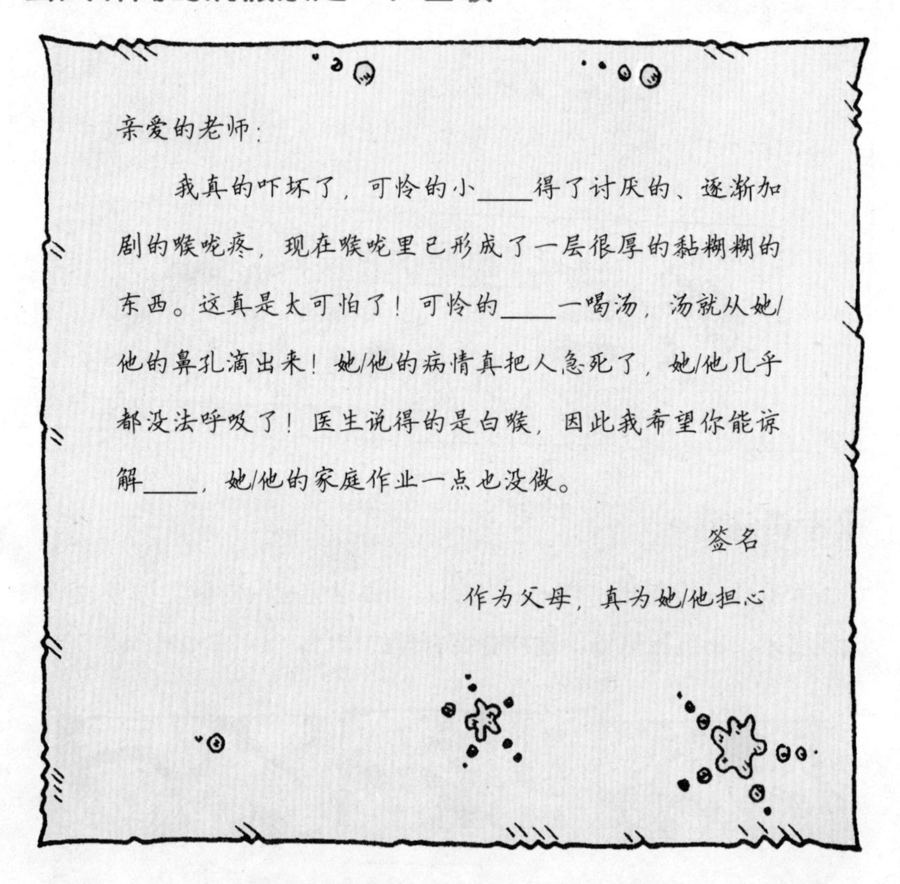
亲爱的老师：

我真的吓坏了，可怜的小____得了讨厌的、逐渐加剧的喉咙疼，现在喉咙里已形成了一层很厚的黏糊糊的东西。这真是太可怕了！可怜的____一喝汤，汤就从她/他的鼻孔滴出来！她/他的病情真把人急死了，她/他几乎都没法呼吸了！医生说得的是白喉，因此我希望你能谅解____，她/他的家庭作业一点也没做。

签名

作为父母，真为她/他担心

关于耸人听闻的病假条的说明

1. 得了白喉，细菌造出毒素损害神经，中断其正常工作，这能导致心力衰竭和死亡。

2. 要是没有发生上述情况，患者就慢慢地被黏糊糊的病菌害得窒息而死。难怪西班牙语称这种疾病为“garrotillo”，这个词来自

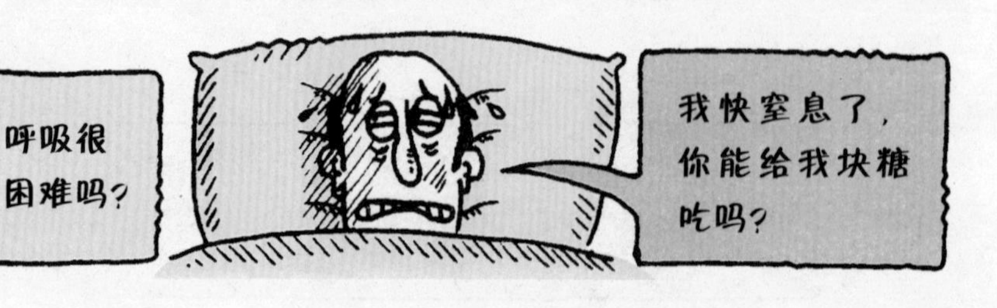

“garrotte”（绞刑索）——一种把人勒死的方式。

3. 不过从有利的方面看，你可以几天不用去上学……也许不上学的日子会更多！

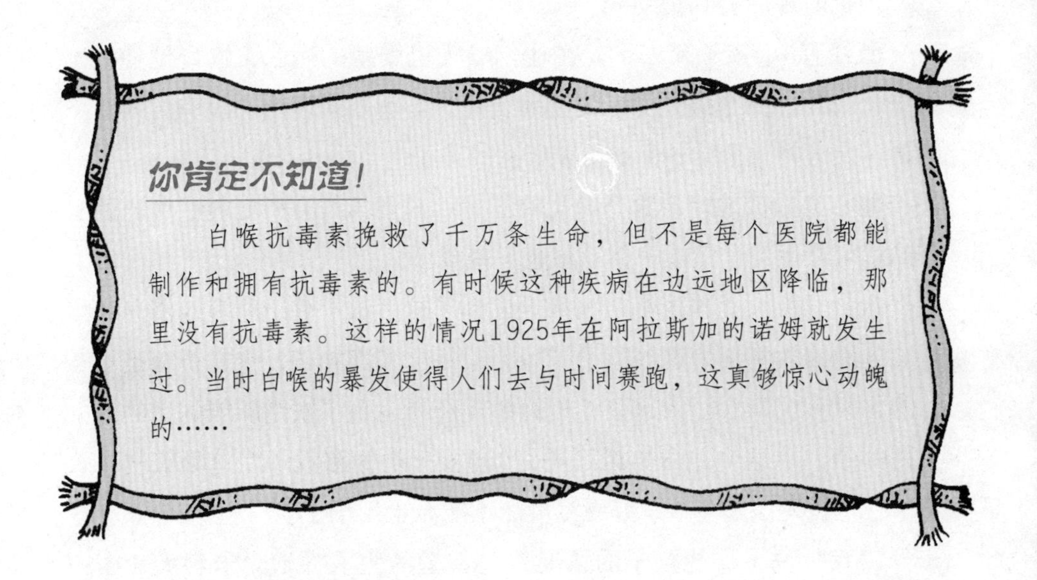

你肯定不知道！

白喉抗毒素挽救了千万条生命，但不是每个医院都能制作和拥有抗毒素的。有时候这种疾病在边远地区降临，那里没有抗毒素。这样的情况1925年在阿拉斯加的诺姆就发生过。当时白喉的暴发使得人们去与时间赛跑，这真够惊心动魄的……

人世间最勇敢的狗

1925年1月　阿拉斯加的诺姆

安娜快死了。这个9岁的女孩活不了多久了，幸亏她自己并不知道。她染上了白喉，感到呼吸困难。屋外风在怒吼，积雪都到窗户那么高了。诺姆医院仿佛已在茫茫冰雪的荒原消失了。

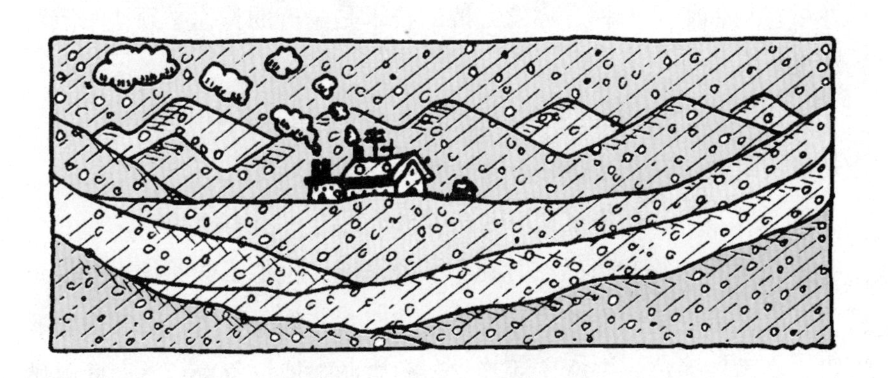

弗格森大夫在病房里踱来踱去。他显得既消瘦又憔悴，他已经有两个晚上没合眼了。镇上的无线电报务员已经呼叫了5次，为患病的孩子们请求帮助。这些孩子都染上了白喉，他们急需抗毒素。

但何时才能得到援助呢？

已经有5个孩子死去了，在他们喉咙里繁殖的病菌，慢慢地使他们窒息而死。25个病孩中，安娜病得最重。弗格森明白，没有抗毒素的话，疾病将一个接一个地杀死所有的孩子。

他心急如焚地瞪着窗外纷飞的雪片。只要天气有所好转，所需的药品就可以运到！但雪一刻不停地下着。

次日早晨，美国人都从报纸上读到了这些孩子处于险境的消息。全国各地的教堂都为这些孩子祈祷。但每个人都知道，光有祈祷是不够的，只有抗毒素能救这些孩子的命。药品运到了铁路所能到达的城市内那纳，但这个地方离诺姆还有800多千米的路程。在这种天气条件下，飞机无法起飞，只好看雪橇能不能派上用场了。

“我听说了那些孩子的情况，”雪橇的主人乔治·卡森大声嚷道，“我想帮他们。”

“太好了，你什么时候能出发？”已经筋疲力尽的内那纳医院院长问道。

卡森举起因干活而变得粗糙的大手：“我马上出发，这算是个好消息。可是要花9天时间才能到达诺姆，这是个坏消息。”

“9天！”院长喘着气说，“那些孩子可等不了这么长的时间！可怜可怜他们吧，卡森，你驾雪橇的技术是一流的！你必须快一点赶到那里！”

卡森固执地摇摇头：“这可是在大雪里赶800多千米的路。9天已经是最快纪录了，在这样的天气里可能要走上20天。”

院长咒骂着，拳头重重地砸在了桌子上。

弗格森大夫得知药品一时到不了的情况，但他不敢对护士们说。其中有一位护士就是安娜的母亲。她知道女儿病得很重，常常偷偷躲进厨房小声地哭泣。安娜还活着，与病魔顽强地抗争着。然而此时她的身体已经太虚弱了，她的喉咙已经部分被病菌阻塞了，致使她无法再吞咽了。弗格森知道她坚持不了多久了。

可外面仍在下雪……

乔治·卡森用了3天时间连续走了480千米，此时他振作起精神，控制着沉重的雪橇。雪橇在无垠的雪原和刺骨的寒风中发出嗞嗞的声响。

雪在他的胡子上结了冰，他必须不断地擦拭他那副雪天里用的护目镜，眼睛紧盯着周围亮晶晶的雪原。带着深深的自豪感，他注意到他那13条狗的表现仍那么出色。它们都是得过奖的好狗，尤其是领头的狗巴尔托，它是这群狗中个头最大和最强壮的。但气温仍在下降……

卡森发着抖。尽管穿着几层毛皮衣服，他还是起鸡皮疙瘩。天气有多冷呢？零下40摄氏度、零下50摄氏度，还是零下60摄氏度？连他都从未见识过这样寒冷的天气。雪越下越大，变成了暴风雪。

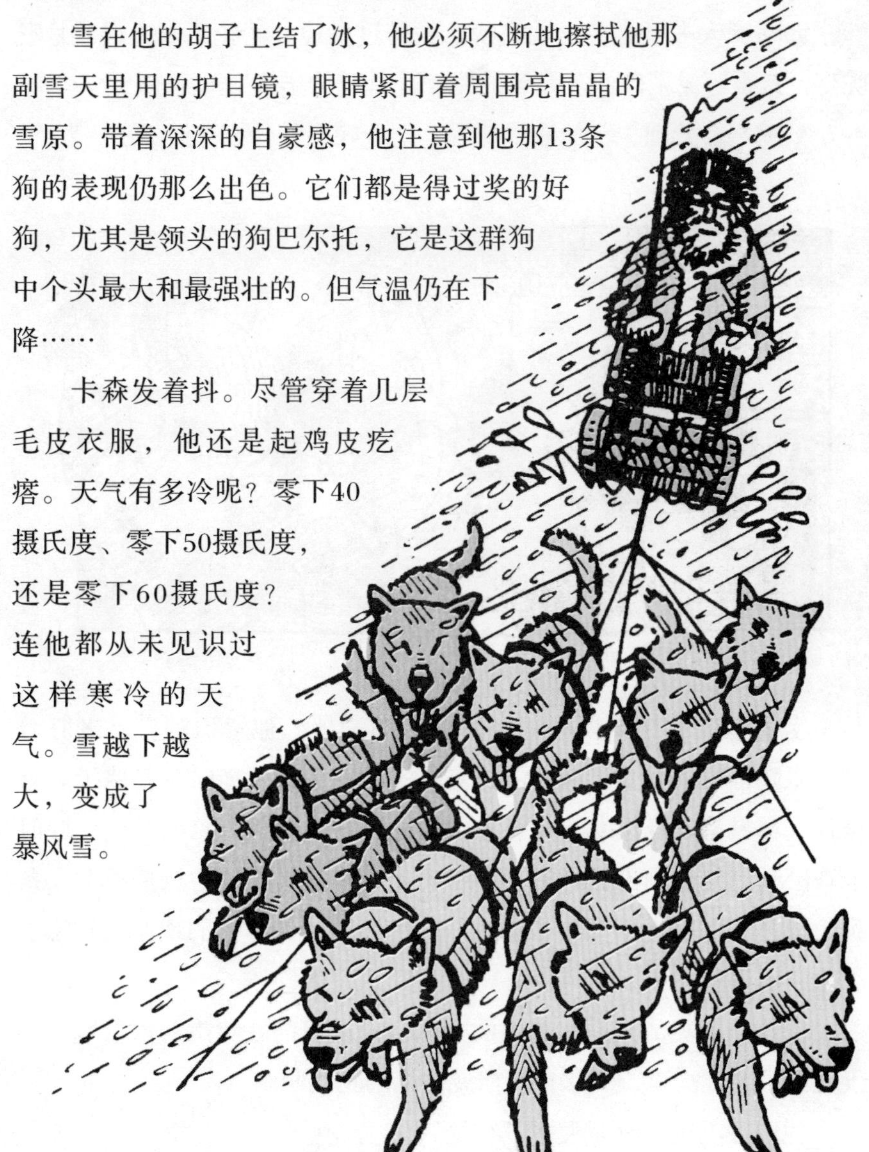

在诺姆医院里，安娜的母亲借着油灯的光亮看着女儿。孩子的脸色苍白极了，要不是脸上的那一层汗，简直就是一尊蜡像。每过几秒钟，她就痛苦地呼吸一下，重重喘上一口气。有一次她睁开了眼睛，平静地注视着妈妈说：“我感觉……很糟。我快死了，对吧？”

妈妈亲了亲安娜，拥抱着女儿说：“别出声，亲爱的，别说话。我在这儿呢。”

弗格森大夫碰碰护士的肩膀。她转过身说：“我还以为这只是喉咙疼，是很容易消除的。是我的错，都是我的错！”

“睡一会儿吧，”他疲倦地说，“今晚我们什么都做不了。”

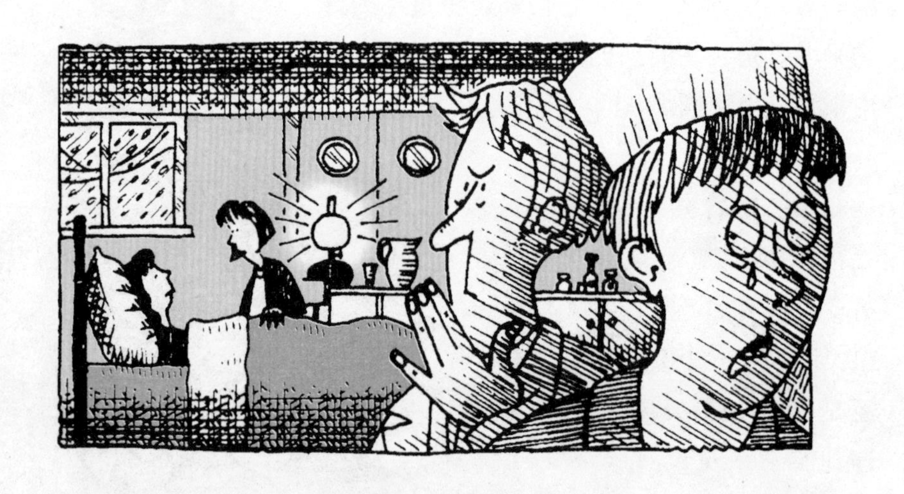

卡森只能看见模模糊糊一片白。渐渐地，他意识到自己老盯着雪，眼睛都快失明了。倘若看不见了，他就再也不能给狗指路了。这里什么都没有，既没有灯光，也没有路标之类可供指路的东西。此时卡森感觉到他的狗也已经累了，尽管巴尔托拉雪橇的力量抵得上10条狗，而且它似乎也感觉到了这次任务的紧迫性。可他们现在走到哪里了呢？他们正往什么方向去呢？

卡森能听见的只是迎着他的皮帽刮来的风的呼啸声、拉雪橇的狗没完没了的嗞嗞声，偶尔也有精疲力竭的狗的叫声。

他昏昏沉沉，时而失去了知觉。

黎明的光亮出现了。卡森受损的视力只能见到面前模模糊糊一片白。他挪开护目镜想看看周围，好不容易才辨认出不远处一半已埋在雪里的房子。

这是哪儿啊？是诺姆？可这不可能。真的，真是诺姆！他到了诺姆！他的呼喊在山间回响。令人难以置信，一声叫喊传来了，随后是另一声叫喊："他来了！他来了！"当地人蹬着滑雪板，激动地朝雪橇围拢过来。

人群聚集在主要的街道上，冒着早晨的寒冷尽情欢呼，快乐地起舞。人们拥抱卡森，抚摸着他的狗，特别是巴尔托。巴尔托疲惫不堪地静静地站在那里，累得连尾巴都摇不动了。

人们的叫喊声传到了医院，护士们都激动地互相拥抱，然后冲出去和欣喜若狂的弗格森大夫一起搬运下宝贵的抗毒素。

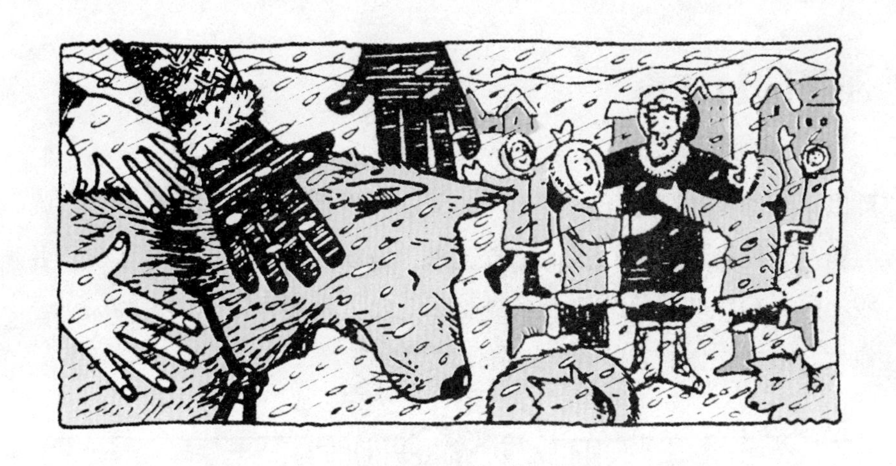

只有一位护士此时站在安娜的床边，她早已泪流满面了。

"现在你有救了，"她轻声对失去知觉的女儿说，"你会活过来的。"

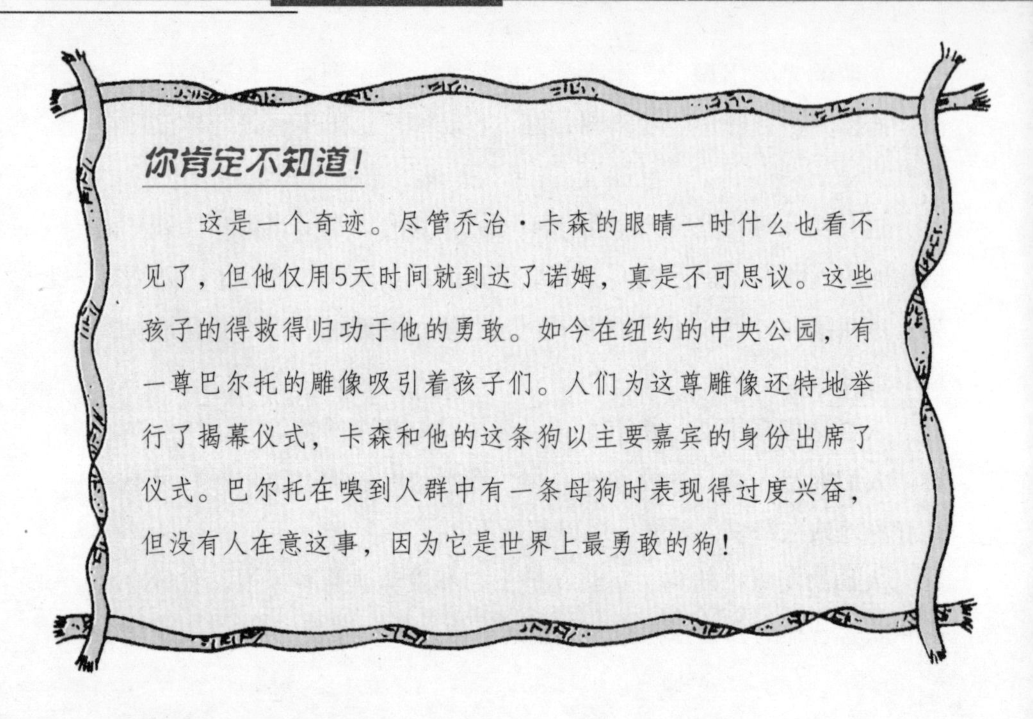

你肯定不知道！

这是一个奇迹。尽管乔治·卡森的眼睛一时什么也看不见了，但他仅用5天时间就到达了诺姆，真是不可思议。这些孩子的得救得归功于他的勇敢。如今在纽约的中央公园，有一尊巴尔托的雕像吸引着孩子们。人们为这尊雕像还特地举行了揭幕仪式，卡森和他的这条狗以主要嘉宾的身份出席了仪式。巴尔托在嗅到人群中有一条母狗时表现得过度兴奋，但没有人在意这事，因为它是世界上最勇敢的狗！

神奇的抗生素

3年以后，一位科学家发现了一种被称为抗生素的神奇物质，它可以杀死细菌（但杀不死病毒）。用这种物质制成的一种名叫青霉素的新药，能把人从死亡线上抢救过来。这项发现获得了诺贝尔奖，并成为国际超级明星。发现者名叫亚历山大·弗莱明（1881—1955），他太有名了，你的老师肯定知道他的情况吧？

我当然知道这个人的事情，他叫亚历山大·弗利姆，哦，弗劳姆，哦，弗莱姆，哦……
是弗莱明！

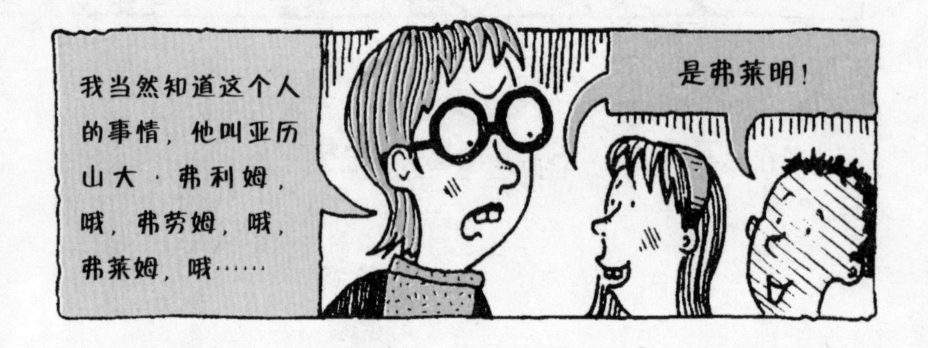

你的老师知道吗？让我们来考一考他（她）……

考考老师

1. 弗莱明是如何获得第一份医疗方面的工作的？

a）他的天赋给其他科学家留下深刻印象。

b）他是个一流的步枪射手。

c）别的科学家需要有人为他们泡茶。

2. 第一次世界大战期间，弗莱明在法国医治受伤的士兵。他进行了何种试验来救助他们？

a） 他用鼻涕虫的体液来使伤口愈合。

b）他用一个模拟伤口，将病菌填入其中来试验杀菌的药品是否有效。

c）他尝试用凉茶来杀死病菌。

3. 弗莱明的业余爱好是什么？

a）从事园艺。

b）用病菌画画。

c）搜集用过的茶叶包装袋。

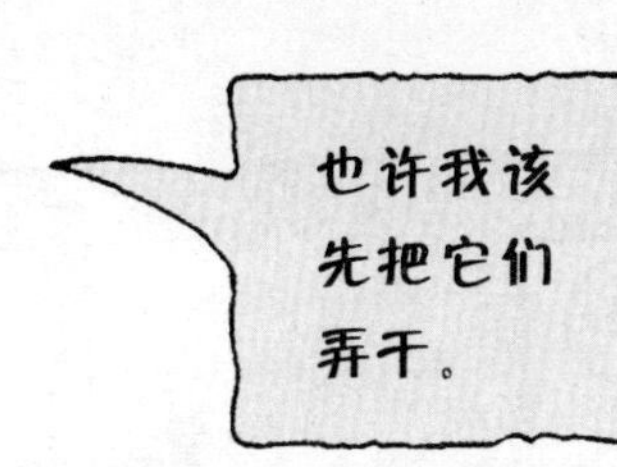

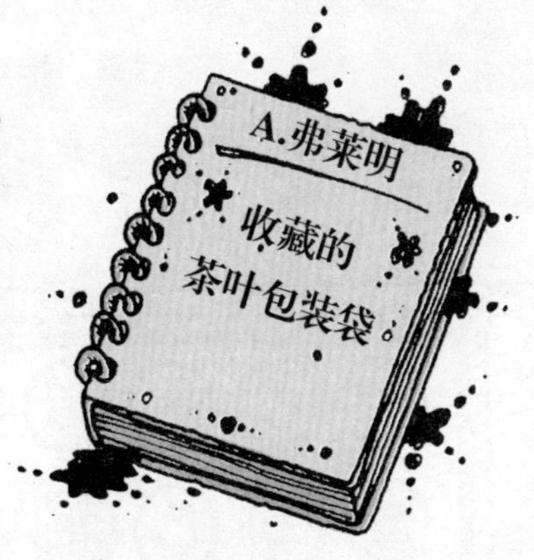

4. 弗莱明于1921年发现了黏液中的杀菌化学物质。他是如何取得这个重大发现的？

a) 他鼻子里的一滴鼻涕落在一个病菌标本上。

b) 他在试管里混合化学药品形成了这种物质。

c) 他发现茶叶包在一块沾满鼻涕的手帕里却没有腐烂。

答案

1. b）这并不是说弗莱明在面试时朝上司开枪！弗莱明实习的那所医院有个在比赛中获奖的步枪射击队。弗莱明是射击队成员，他的上司希望他留下来。

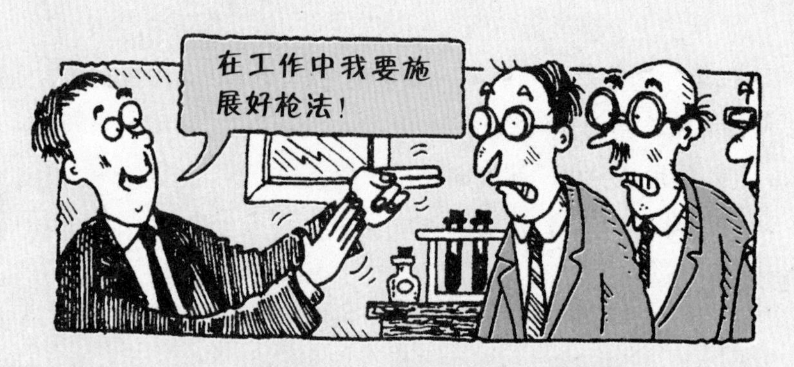

2. b）弗莱明将玻璃碎片慢慢放入恶心的锯齿形深伤口中，他发现病菌可以潜藏在杀菌药品达不到的伤口的各个角落里。这促使弗莱明对伤口采用洗净和包扎的方法，而不是使用药品。

3. b）弗莱明用病菌作画。不同的病菌有着不同的颜色。弗莱明用针蘸着病菌在琼脂冻上作画，病菌培养后形成图案。你也想在墙上画这样的画吗？

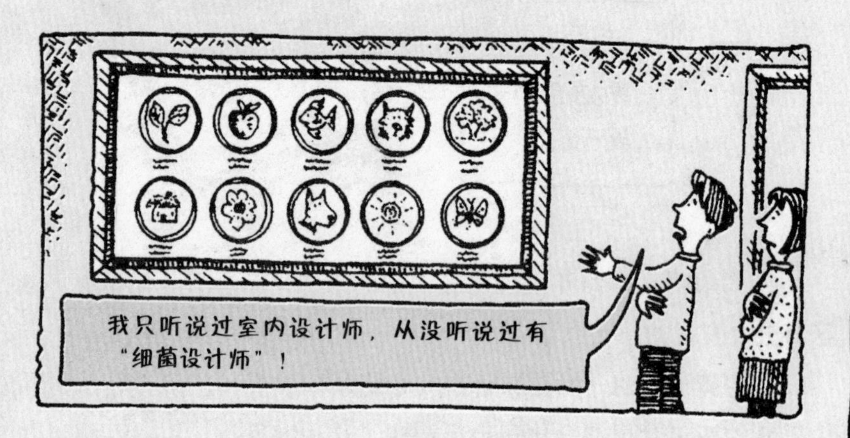

4. a）一天，弗莱明得了感冒，流鼻涕了。他的鼻涕落在了病菌上面并杀死了病菌。

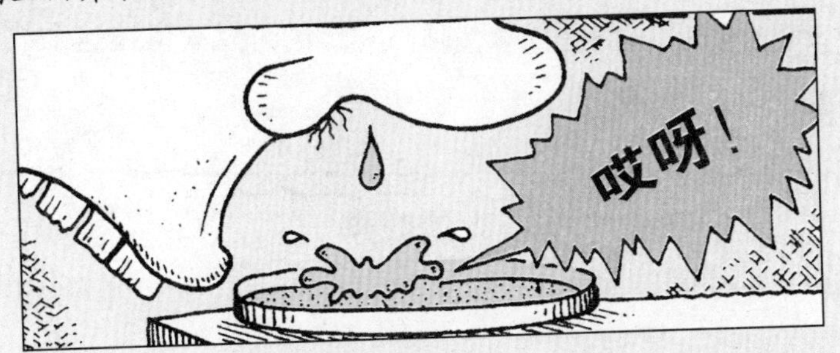

（不幸的是，杀死病菌的化学物质溶菌酶的力度还不足以制成药品，但弗莱明开始对天然的杀菌物质感兴趣了。）

你的老师的得分意味着什么：

0～1分　幸亏校长没听说这件事。

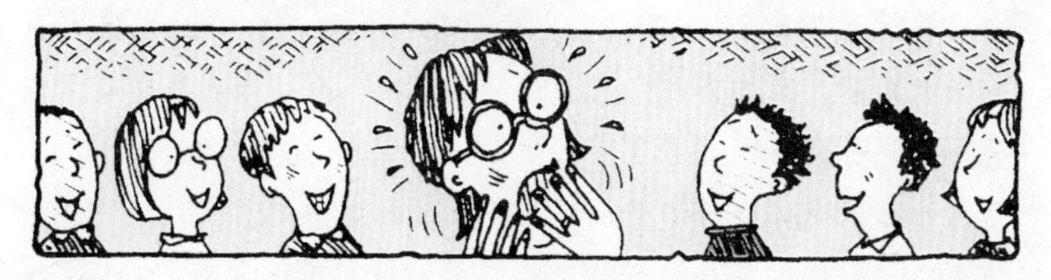

2～3分　这样的分数不算低。不过提醒老师你考他们的时候该得个高分。

4分　成绩太好了，都不真实了。

请注意所有的答案c似乎都与茶有关。假如你的老师一再地选择答案c，很可能他（她）想休息一下喝杯茶了。这种态度是不可取的，因为他们应该对年轻人言传身教。

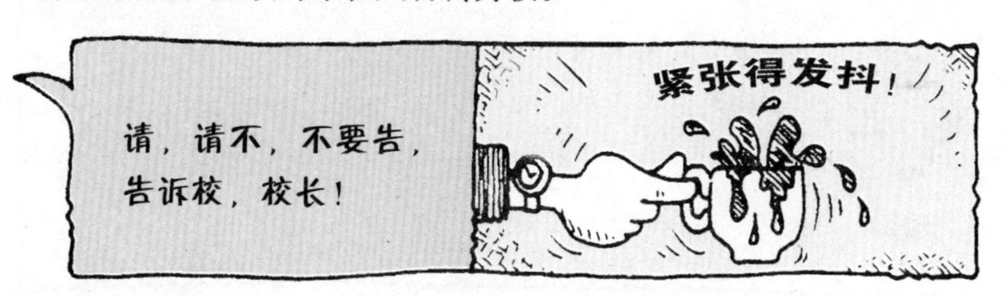

让霉菌来讲老故事

未经加工的青霉素确实出自一种少见的霉菌。弗莱明发现了这种霉菌——它们生长在他的一个细菌培养盘里。这个故事真可谓老生常谈，但这里要以《可怕的科学》独一无二的方式来讲述这个故事——让霉菌来讲它自己的故事！

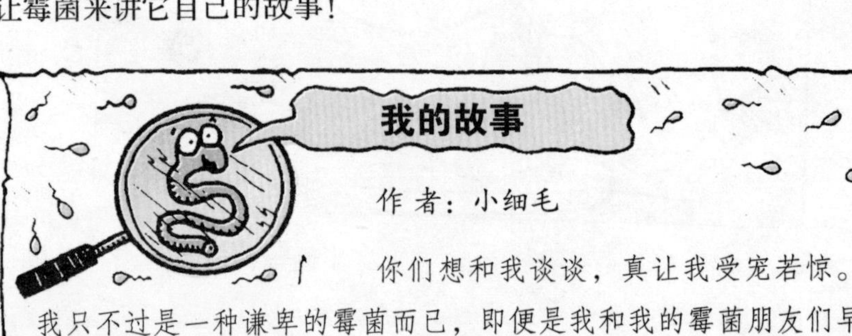

作者：小细毛

你们想和我谈谈，真让我受宠若惊。我只不过是一种谦卑的霉菌而已，即便是我和我的霉菌朋友们早在人类插手进来的数百万年前就生成了这种东西，可这么多年了，也没有谁曾请我从我的角度来说说。好吧，让我讲讲真正发生了什么吧。

让我们回到1928年，我出生于圣玛丽医院。一位科学家正在研究霉菌，我作为一个孢子开始了我的一生。当时我从楼上被吹下来，降落在了弗莱明实验室的一只装胶冻物的盘子里。我问自己，是草莓冻还是酸橙冻？对不起，这只不过是霉菌爱开的玩笑。这种胶冻物是海藻经过熬制而成的。不过我算不上挑剔——既来之，则安之，我就把这盘东西当食物了。

弗莱明正在盘子里培养受感染的脓肿什么的，可我不久就阻止了这种企图。我的意思是说，我知道自己只不过是谦卑的霉菌，可你愿意别人在你进餐的时候分泌脓肿什么的吗？于是我喷射出某种我们霉菌制作的杀菌物质，让病菌离我远点。我认为这在一只盘子里是很有效的。

呜！

在我这样付出努力的时候，弗莱明又在哪儿呢？

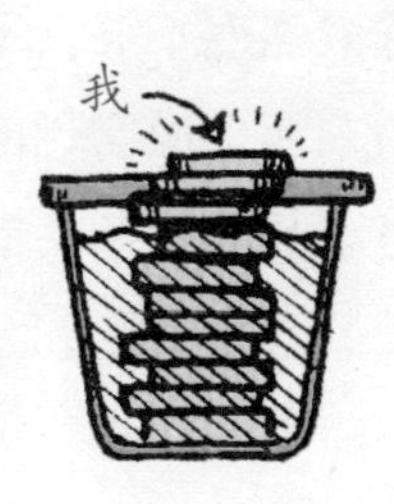

当然，我只是一个谦卑的霉菌，谁也不会告诉我这种事情，不过后来我发现他当时正在度假。准确地说，他是在苏格兰——真是太好了！请注意……他回来后只是把我丢进了消毒桶！幸亏我是在一叠实验盘的最上面，否则的话就不会有青霉素了！

直到他的一个同事来拜访他，发现了我，这才引起了弗莱明的兴趣。于是麻烦也就来了——他开始进行试验，让他的一个同伴吃下我，来检验我是否有毒！我真希望我有毒！最后弗莱明用我的液体去杀死他那宝贝病菌盘上的讨厌的病菌。就这样，好多年里我都被用来为一个懒惰的科学家干这种清扫工作！当然我只是谦卑的霉菌，可谁愿意整个一生都用来清洗盘子？

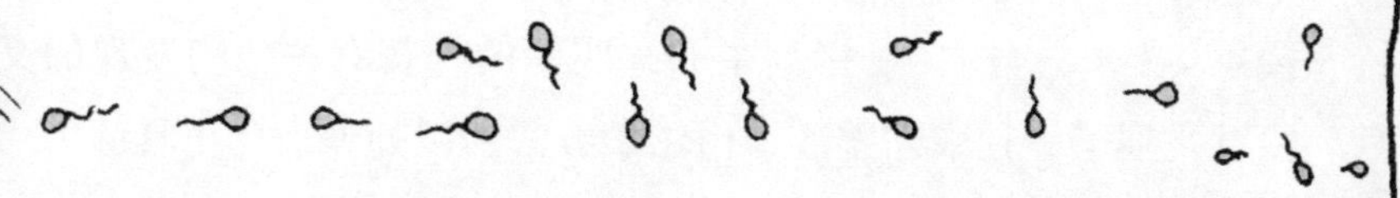

几年以后，人类知道了如何用化学物质制成我那种液体的加强性产品，人们开始称道弗莱明对我的发现，这个懒惰的家伙成了英雄！弗莱明和他的同事获得了诺贝尔奖，还参加了一次盛大的宴会，可谁又会邀请我参加呢？我只是谦卑的霉菌，我一向满足于吃那些没人想吃的小块霉烂的陈旧食物！终于有一场盛宴该我享用了！可我却粘在那个细菌培养盘里，而且真是难以置信，我被塞进了一个博物馆。说实话，这真得托你们的福！

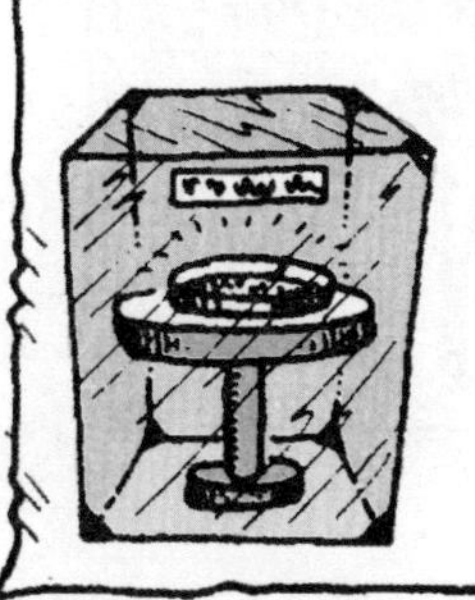

接下去发生了什么

在弗莱明发现了这种霉菌，并认识到它能杀死病菌时，他非常兴奋。不过正像我们已经看到的，问题在于弗莱明的霉液强度不够，不足以杀死人体内的病菌。弗莱明便去考察各种发霉的东西，像腐烂的奶酪、旧书、破烂的旧靴子和家里的灰尘，想寻找更多具有杀菌功能的霉菌。但他一无所获。

征集各种霉烂物品，
霉得越厉害越好！
请把那双臭袜子递过来。

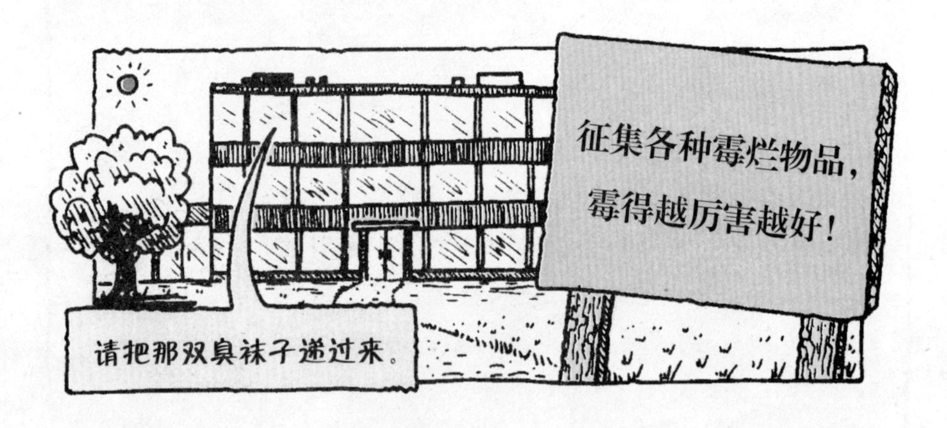

青霉素能够问世，是因为正在寻找杀菌物质的德国科学家厄恩斯特·钱恩（1906—1979）读到了弗莱明写的一篇有关他的发现的文章。钱恩找到了一种浓缩霉液，用化学方法加以处理后，更具威力。此时霉液才真正得以证明了自身的价值。圣玛丽医院的一个女孩因骨髓患病濒临死亡，然而大剂量的青霉素仅一夜之间就奇迹般地将她治愈了。到了早晨，她感觉好多了，在床上坐了起来！

昨天我都快死了，而今天我想回家都想死了！

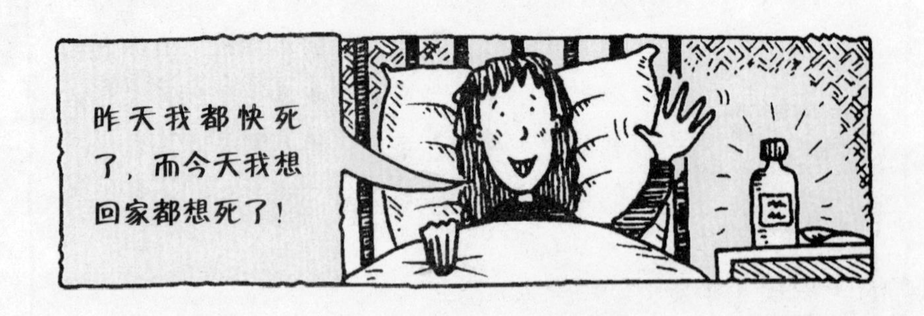

钱恩和他的澳大利亚老板霍华德·弗洛里（1898—1968）把他们的设想带到美国，为大规模生产青霉素寻找帮助。他们在伊利诺斯州皮奥里亚的一个官方实验室找到了支持者，那里的科学家在加工玉米的废弃物上培养霉菌。此时当地霉菌专家玛丽·亨特找到了另一种在当地市场一个甜瓜上生长的霉菌。

又水灵又新鲜的甜瓜！
我想要那边那个发霉的！

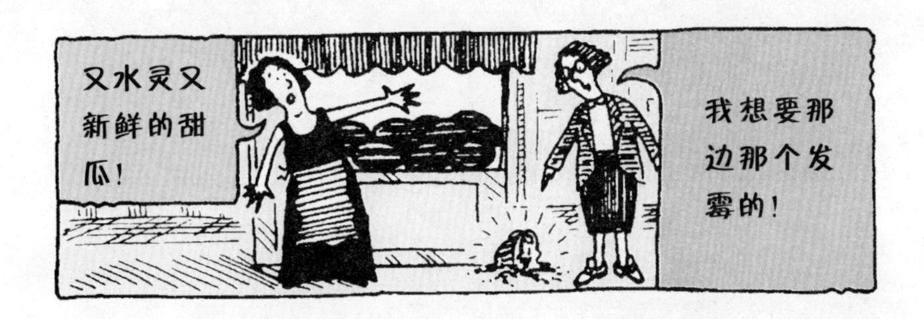

结果是这种霉菌（弗莱明发现的那种霉菌的近亲）更适合制成杀菌液！在科学家们学会如何在试管里制成青霉素之前，在10年间都是这种甜瓜的霉菌向全世界提供青霉素的。

关于霉菌的令人惊叹的几点事实

1. 毫无疑问霉菌对你有好处。不是全部，但有些是这样的。在乌克兰和英格兰的部分地区，发霉的面包片通常用来包扎伤口。霉菌确实能阻止病菌感染伤口。

我只是想这样给你的胳膊来个三明治……

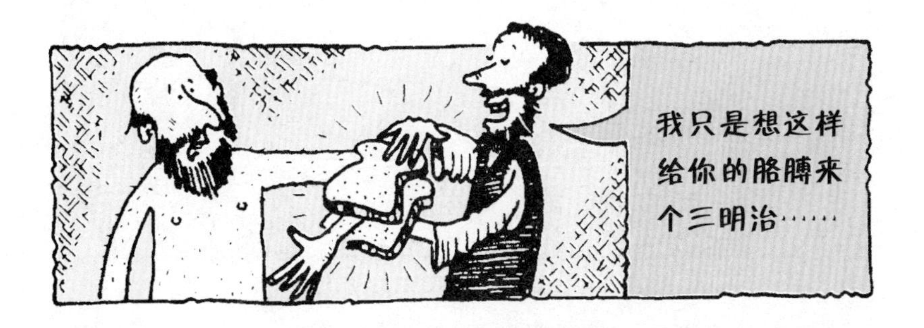

2. 你可能从未用青霉素治疗过，可假如你曾吃过斯蒂尔顿干酪，

你也就吃了青霉素了。这是因为使斯蒂尔顿干酪散发出臭味的那种霉菌，正是与制药有关的霉菌。

这味道会让你感到恶心，但这霉菌却能增进你的健康。
讨厌的臭味！

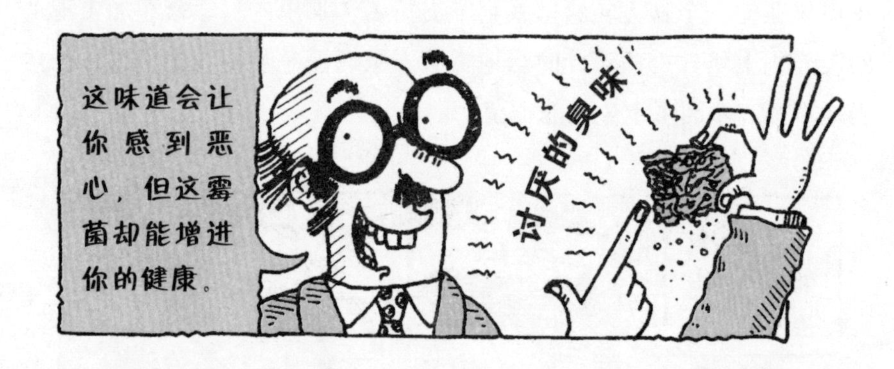

3. 科学家们后来发现了更多的霉菌抗生素。有一种是头孢霉菌素，它是用一种霉菌制成的。这种霉菌是意大利科学家吉乌塞皮·布劳特佐在海边的下水管道里找到的。这种真菌贪婪地吞食腐烂的屎。当然，钻下水道并不总能确保有什么伟大的科学发现，所以别去试着这样做。

4. 另一种抗生素是由美国科学家塞尔曼·瓦克斯曼（1888—1973）发现的。追求荣誉的瓦克斯曼对成功充满渴望，他竟检测了超过10 000（你没有读错，是“一万”）种霉菌。天啊，那么多！

5. 他发现他要找的霉菌就在一只患病母鸡的喉咙里！

啊哈！
啊呀！

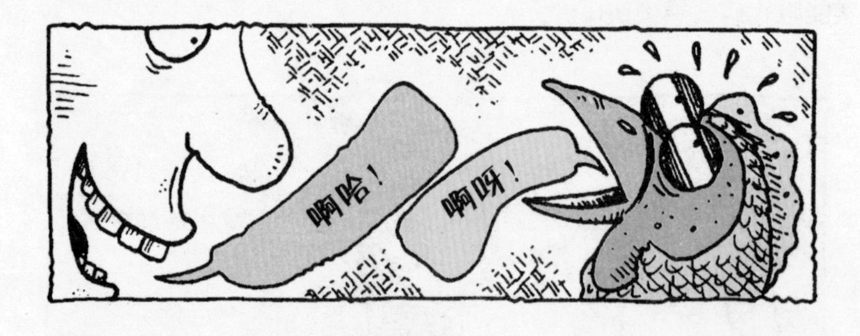

瓦克斯曼发现病鸡喉咙里滋生着一种霉菌，它甚至在使鸡感觉透不过气来时仍在杀死其他病菌。这位科学家趴在满是臭鸡粪的鸡笼子

里发现了更多的霉菌。他这样做是值得的，因为他于1952年获得了诺贝尔奖。

这样说话算是没救了

有位科学家说……

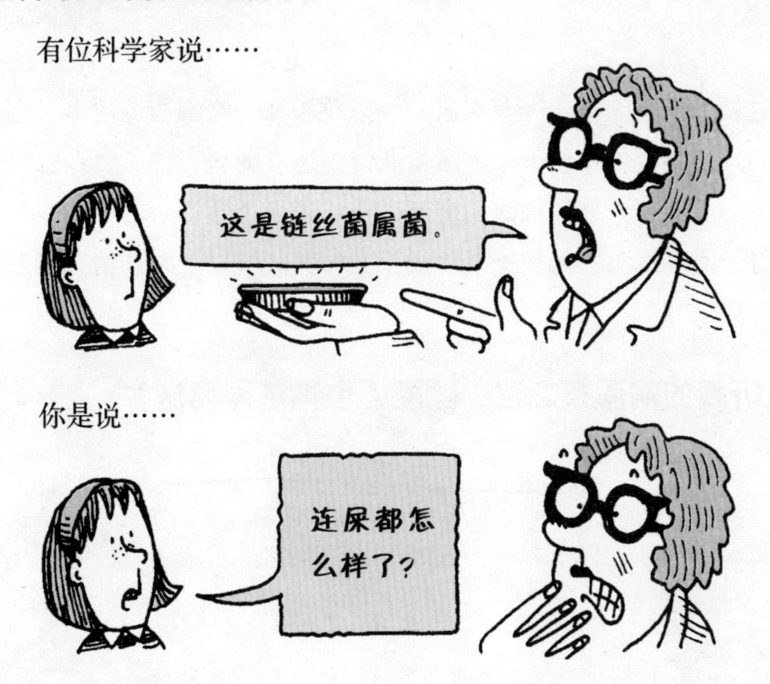

你是说……

答案

不是“连屎都怎么样”，这里说的是瓦克斯曼找到的真菌的名称。

链丝菌擅长杀死引发鼠疫的病菌。鼠疫病菌太可怕了，相形之下别的病菌倒显得非常温柔和善了！

想知道更多的情况吗？这一类病菌潜伏在下一章里呢。

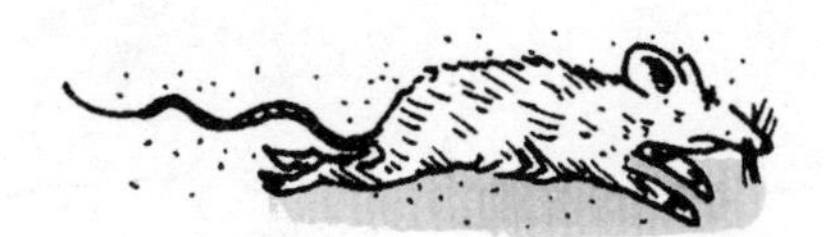
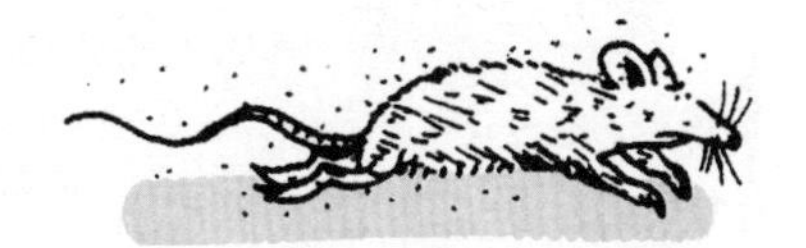

来势凶猛的鼠疫

这是关于一个人、一只老鼠、一只跳蚤和一个细菌的故事。它告诉我们，细菌是如何使一个人活得悲惨（还有死得悲惨），在它们的作用下，千百万人如何被疾病害死，造成了人类数百年的苦难岁月。你想得一回鼠疫吗？为何不继续读下去呢？既可以了解详情又毫无痛苦可言！

耸人听闻的病假条之二：鼠疫（也称做黑死病）

亲爱的老师：

真是太可怕了！我那可怜的小_____昨晚染上了黑死病，因此她/他不能做作业了。这病开始于令人苦恼的头疼和发烧，随后她/他的淋巴结就满是病菌和脓，肿成苹果大小！她/他苦恼死了！在她/他长出黑疙瘩的皮肤下由细菌形成了可怕的脓肿。我不知道该怎么办！她/他可能会死，她/他好长时间都不能去上学了！

签名

非常担忧的家长

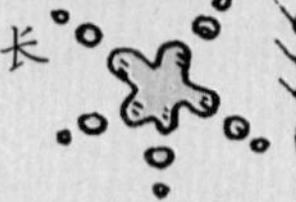

关于耸人听闻的病假条的说明

（别忘了读一读这一节！）

1. 鼠疫是由鼠疫耶尔森氏菌引起的。这种病菌个头儿极小，能量可不小。要是这种疾病不用抗生素来医治，至少有三分之一的患者会在5天后死亡。

2. 有时候，鼠疫病菌攻击大脑和血液，有时候它也侵袭人的肺部。患者把病菌咳得到处都是，从而使疾病流行。

3. 不管怎么说，死亡通常都是由病菌产生的毒素引起的，大堆的病菌瓦解人体的活细胞。

听起来蛮有趣的，但我并不这么觉得。那么这种可怕的疾病是怎么传播的呢？让我们想象一只老鼠、一只跳蚤、一个人和一个细菌都记日记……（这需要大大发挥你的想象力，或从跳蚤的角度说，就是让你的想象力蹦得老高。）

致命的日记

星期一
老鼠日记
今天我的感觉真糟糕。什么在吃我呢？我一点都搞不清。
细菌日记
今天我感觉好极了！我藏在老鼠的体内，此时我已被吞进跳蚤的肚子里。我想是到了该发挥作用的时候了。
跳蚤日记
身为跳蚤，我干我该干的！我一直在咬那只老鼠。说真的，什么味道都比不上新鲜的老鼠血那么提神醒脑。

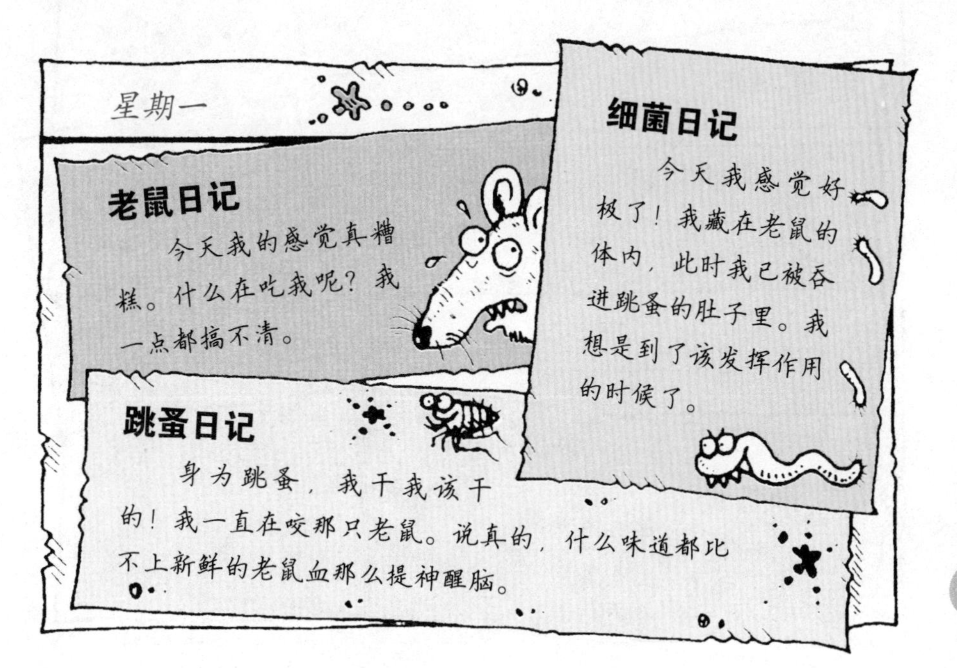

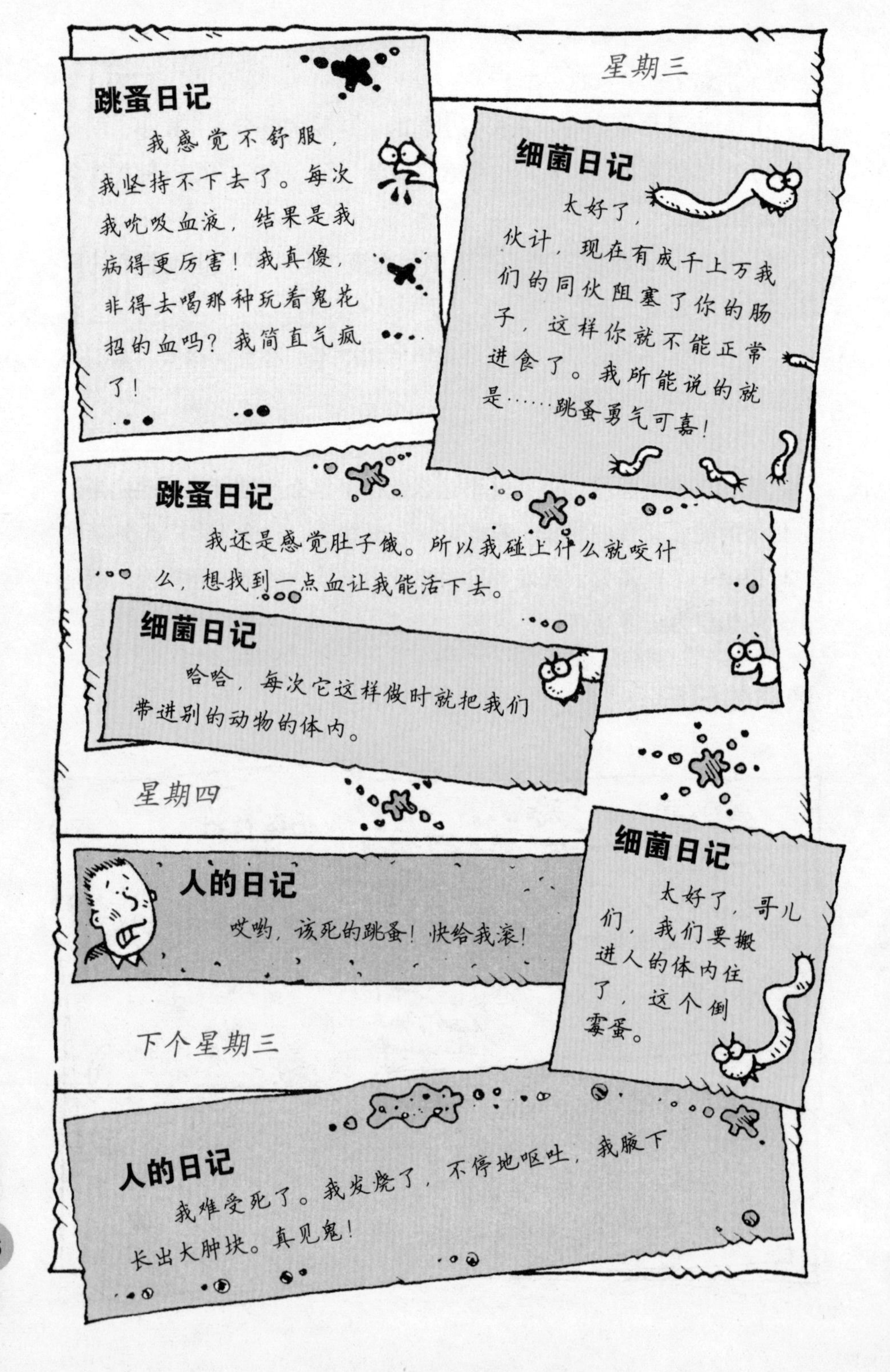
星期三
跳蚤日记
我感觉不舒服，我坚持不下去了。每次我吮吸血液，结果是我病得更厉害！我真傻，非得去喝那种玩着鬼花招的血吗？我简直气疯了！
细菌日记
太好了，伙计，现在有成千上万我们的同伙阻塞了你的肠子，这样你就不能正常进食了。我所能说的就是……跳蚤勇气可嘉！
跳蚤日记
我还是感觉肚子饿。所以我碰上什么就咬什么，想找到一点血让我能活下去。
细菌日记
哈哈，每次它这样做时就把我们带进别的动物的体内。
星期四
人的日记
哎哟，该死的跳蚤！快给我滚！
细菌日记
太好了，哥儿们，我们要搬进人的体内住了，这个倒霉蛋。
下个星期三
人的日记
我难受死了。我发烧了，不停地呕吐，我腋下长出大肿块。真见鬼！

细菌日记

不这样才怪呢。其实你的每一滴血中都有了1亿个我们这样的细菌。嘿，哥儿们，让我们去察看一下这家伙的肺。

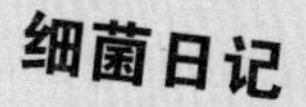

星期五

人的日记

我呼吸时散发出恶臭，我还一直咳血。

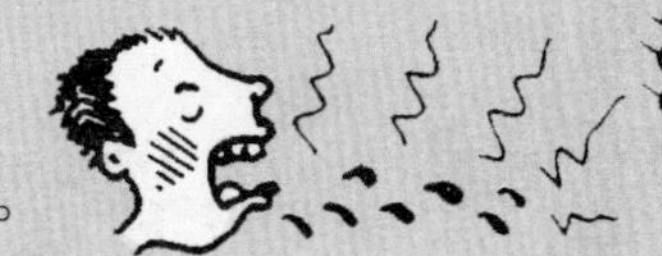

细菌日记

哼，这家伙可活不了多久了。到时候了，我们该找下一个牺牲品了……谁想吃美味的老鼠了？

你肯定不知道!

1. 鼠疫实际上对老鼠比对人更致命，可谁会去怜悯老鼠呢？我真的听说有的老师把老鼠当宠物，怀抱这些罪恶的啮齿动物，给它们起“塔夫蒂”这样柔弱的名字，这简直令人无法想象！

2. 虽说跳蚤将细菌传给人的主要方式是通过叮咬，但其他的方式还包括……

a）把跳蚤屎擦在了因叮咬造成的伤口里（跳蚤屎总是带有细菌）。

b）用你的嘴咬死一只跳蚤。跳蚤的血里满是细菌，假如细菌到了你的扁桃体上，它有时就能渗进你的血液里。太糟了！

细菌就这样进入你的身体。可鼠疫病菌是从哪里来的呢？谁先得了这病——是老鼠、跳蚤，还是人类？这里将向你披露鼠疫病菌的斑斑劣迹……

这里是“你的死期到了”节目！
欢迎来到“你的死期到了”节目！我们这个节目引起了巨大的轰动。
今天我们要去印度的一家医院，在那里有一种特殊的细菌一直与这个人相伴。
还是杀了我吧！
这要归功于微型化技术，使我们能够进入这个人的体内采访……
鼠疫病菌耶尔森氏菌，这里是“你的死期到了”节目！
喂，这是怎么回事？

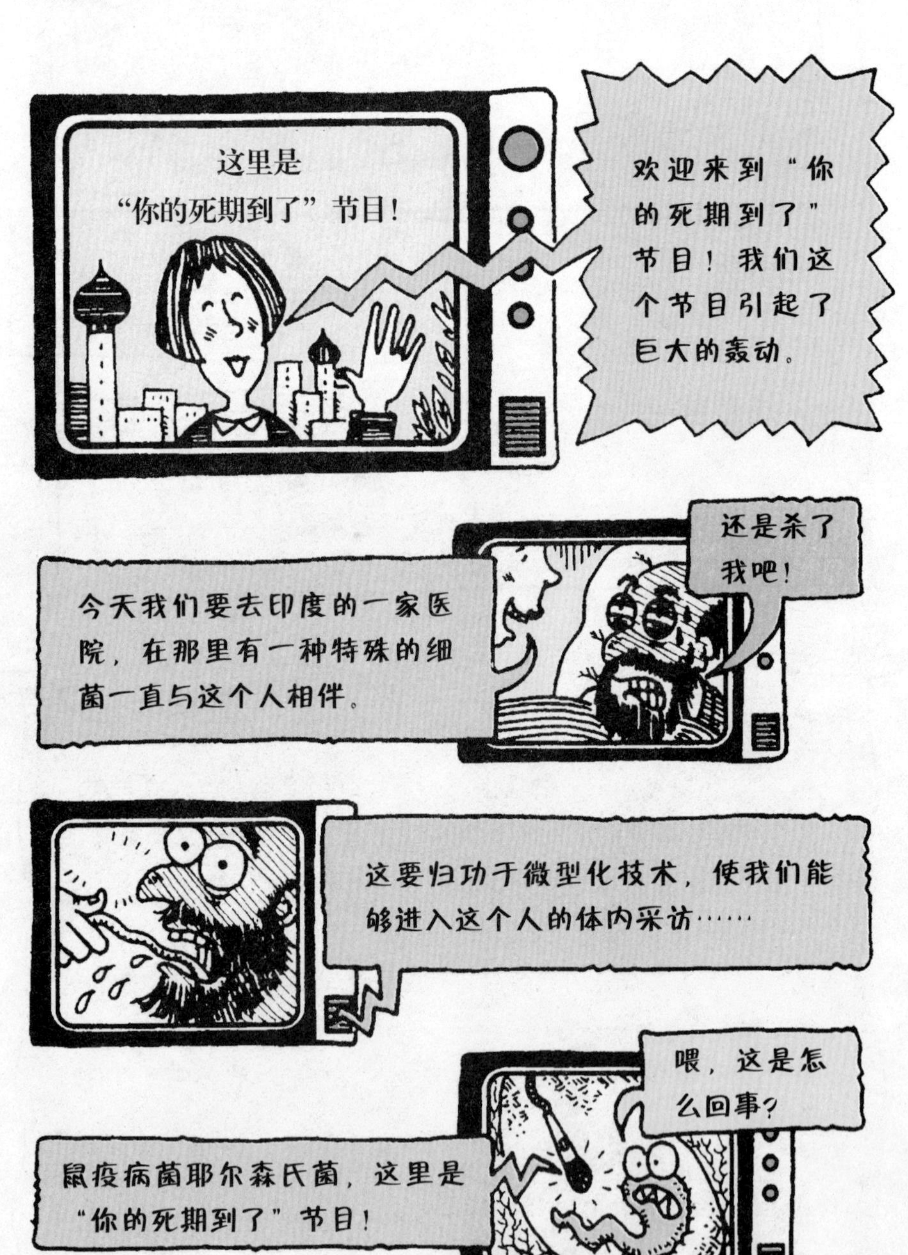

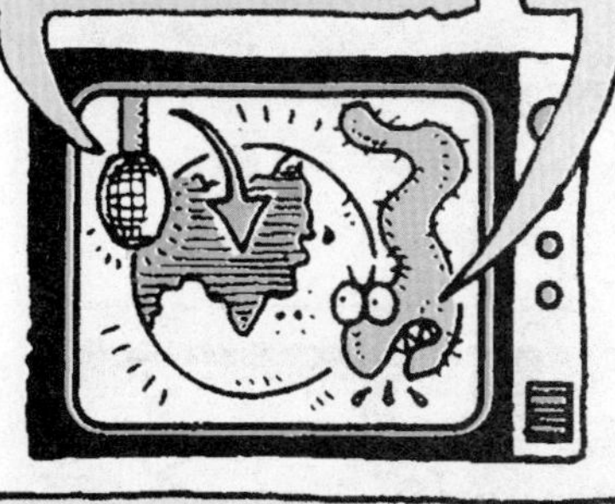
你的早年生活是不是相当模糊不清？据考证那时你生活在中亚。
是的，那是10万多年以前的事情了，不过我现在有点记不清了。我记得的是在有温暖地洞的野生土拨鼠体内的生活，那日子真叫快活。

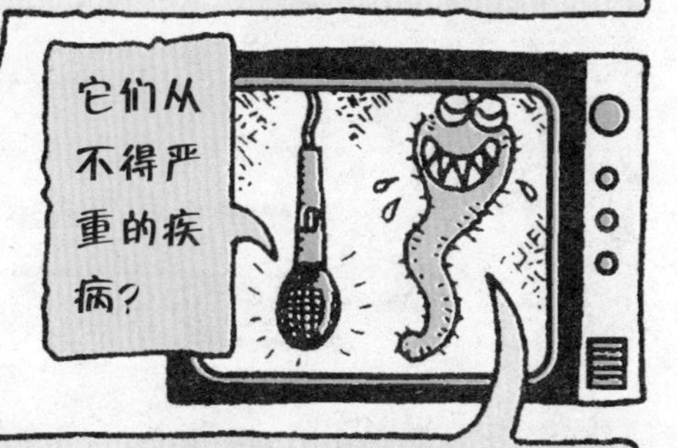
它们从不得严重的疾病？
它们不得，我跟它们相处得很好。它们的免疫系统阻止我繁殖，但它们也没法把我清除掉。

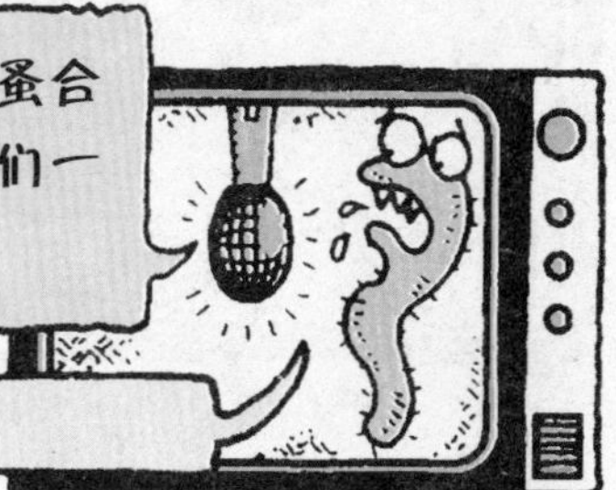
然后你就去与黑鼠以及它身上的跳蚤合作了，这个伙伴可是受尽折磨。你们一起周游世界，住在船上和房子里？
哦，是的，可我们却一直合不来。

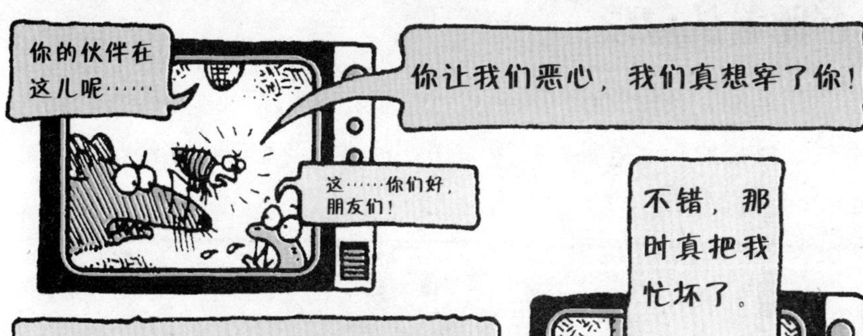
你的伙伴在这儿呢……
你让我们恶心，我们真想宰了你！
这……你们好，朋友们！

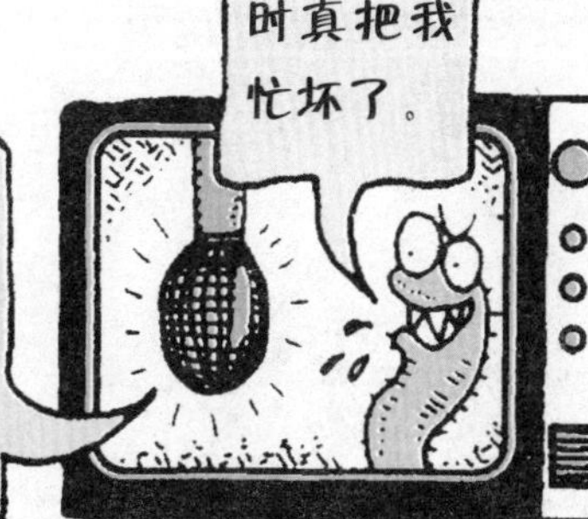
很快，你就接触了整个亚洲和欧洲的数百万人。公元542年你到达君士坦丁堡时，每天都有10 000人死去。
不错，那时真把我忙坏了。

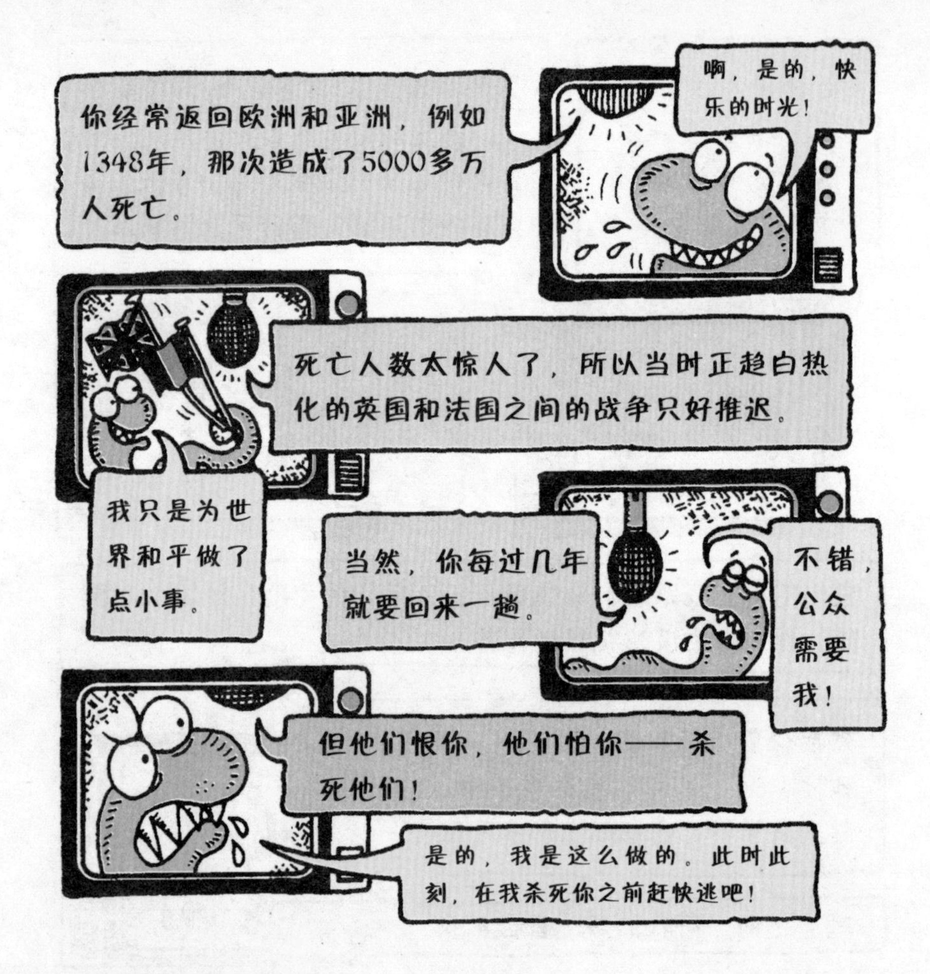

臭名昭著的鼠疫

每过几年，鼠疫就侵袭欧洲各地城市，杀死老人、年轻人、富人和穷人。鼠疫所到之处都在播散悲伤、苦难和死亡。人们经常逃离家

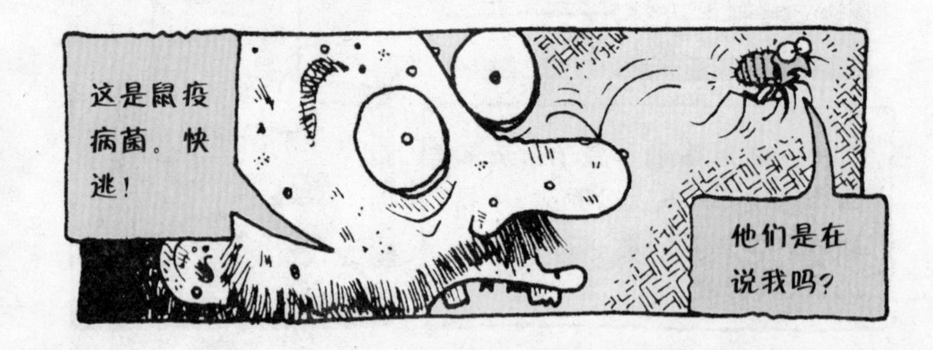

园，骨肉亲人天各一方。

政府当局当然要尽其所能与来自鼠疫的威胁做斗争（但他们做得很不够）。以下这些抗鼠疫的法规中哪些是真的？

抗鼠疫的法规

为了抗击鼠疫……

1. 猫和狗必须一律宰杀掉。

2. 每个来自鼠疫灾区的人都必须与城里的居民隔离40天。

3. 每个染上鼠疫的人都得每天洗两次热水澡，违者处死。

这滚烫的水要我命了……
你要出来的话，我就要了你的命！

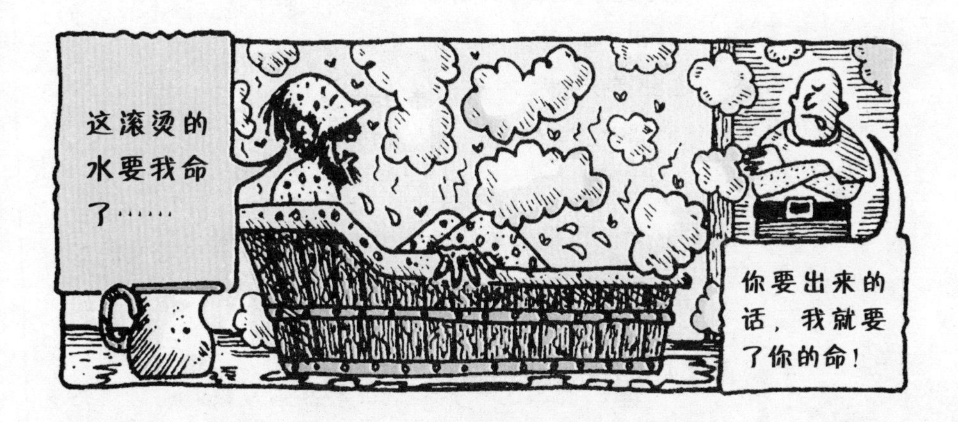

4. 在你家的门上刷上标记，命令全家人都待在家里，把食物和药品放在你家门前，派老妇人来查看人是否已经死了。

活不了多久了！

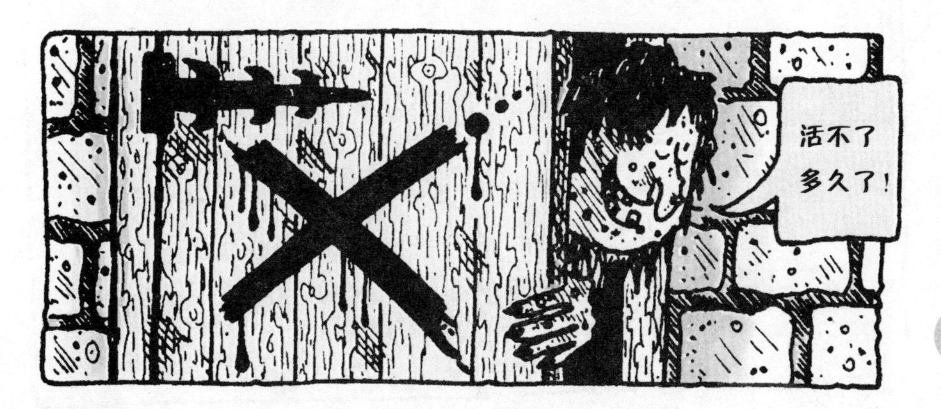

5. 要是有人偷着跑出来，他们会在家门口被处死。

6. 任何染上鼠疫的人都将得到100英镑，条件是立即离开这个城市。

7. 要是你染上了鼠疫，家里的房子、你所有的物品都将被付之一炬。

答案

1. 真。1665年在伦敦，鼠疫杀死了75 000人，猫和狗都一律被宰杀以阻止鼠疫的扩散。猫和狗确实会得这种病，但杀掉它们也起不了多大作用，因为跳蚤也会继续咬人来传播疾病。

2. 真。这种预防措施于1377年在拉古萨（在今天的克罗地亚）出现。这种措施通称为“隔离”。该措施实施得当能阻止鼠疫的传播。

3. 假。1348年，巴黎大学的医生们警告说，洗澡会使皮肤的毛孔扩张，从而让疾病进入体内。这是以“毛孔”为理由提出的忠告。

4. 真。这发生在1665年的伦敦。不幸的是，当我们说到“老妇人”时，谈论的并非是那些慈祥的白头发老太太，我们是在谈论杀人的老太婆。这种老妇人经常抢劫死人的财物，勒死那些还没断气的人。1348年，在意大利的佛罗伦萨，挖墓人就干下了这种令人发指的罪行。

5. 真。这是苏格兰的一条法规。1530年，一个裁缝因在妻子病倒后去教堂而被吊死在家门口。幸好绳子断了，于是这个人被改判驱逐出城市。

6. 假。

7. 真。英国伊丽莎白女王命令将病人所有的物品烧毁——这样做是明智的，因为火烧死了跳蚤。烧房子的说法同样没错，这项措施于1899年在夏威夷实施。不幸的是，在一家点着了火之后，火势失控，进而烧毁了5000多家房屋。但愿火灾责任人会受到较为宽容的对待。

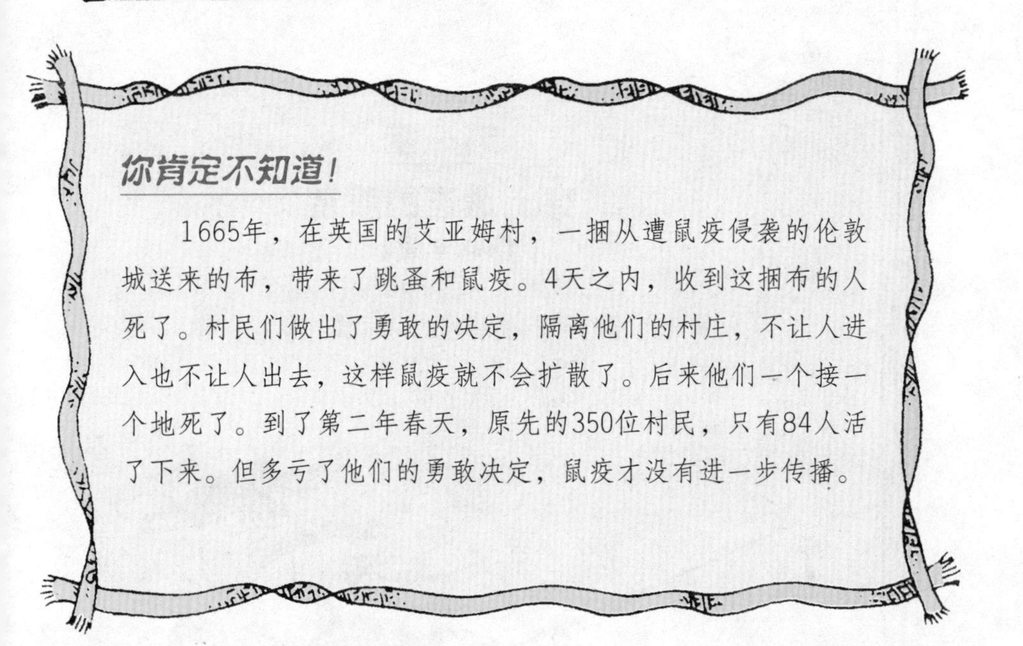

你肯定不知道！

1665年，在英国的艾亚姆村，一捆从遭鼠疫侵袭的伦敦城送来的布，带来了跳蚤和鼠疫。4天之内，收到这捆布的人死了。村民们做出了勇敢的决定，隔离他们的村庄，不让人进入也不让人出去，这样鼠疫就不会扩散了。后来他们一个接一个地死了。到了第二年春天，原先的350位村民，只有84人活了下来。但多亏了他们的勇敢决定，鼠疫才没有进一步传播。

当然，鼠疫的真正起因尚未被发现。但医生们已尝试了各种能够想得到的治疗方法，其中有的方法，你就是想上1000年也根本想不到的——这些治疗方法就像释放臭气的炸弹一样毫无用处。

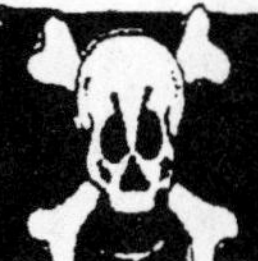

严重警告！

你听见我的话了吗？我刚才说了，这些治疗方法毫无用处！因此绝对不要想着对你自己、你弟弟或得病的宠物老鼠尝试这些治疗方法。其中有些方法非常危险！

如何医治鼠疫

第一章

穿上适当的服装

（1348年设计）

全欧洲的医生们穿上了最新的抗鼠疫服装。高科技的衣着可使你远离鼠疫！

填满芳香药草的鸟嘴
面具
用以给患者号脉的细枝条
长皮手套
皮长袍
科学评语
这种服装并不能阻止跳蚤咬医生以及鼠疫的传播。

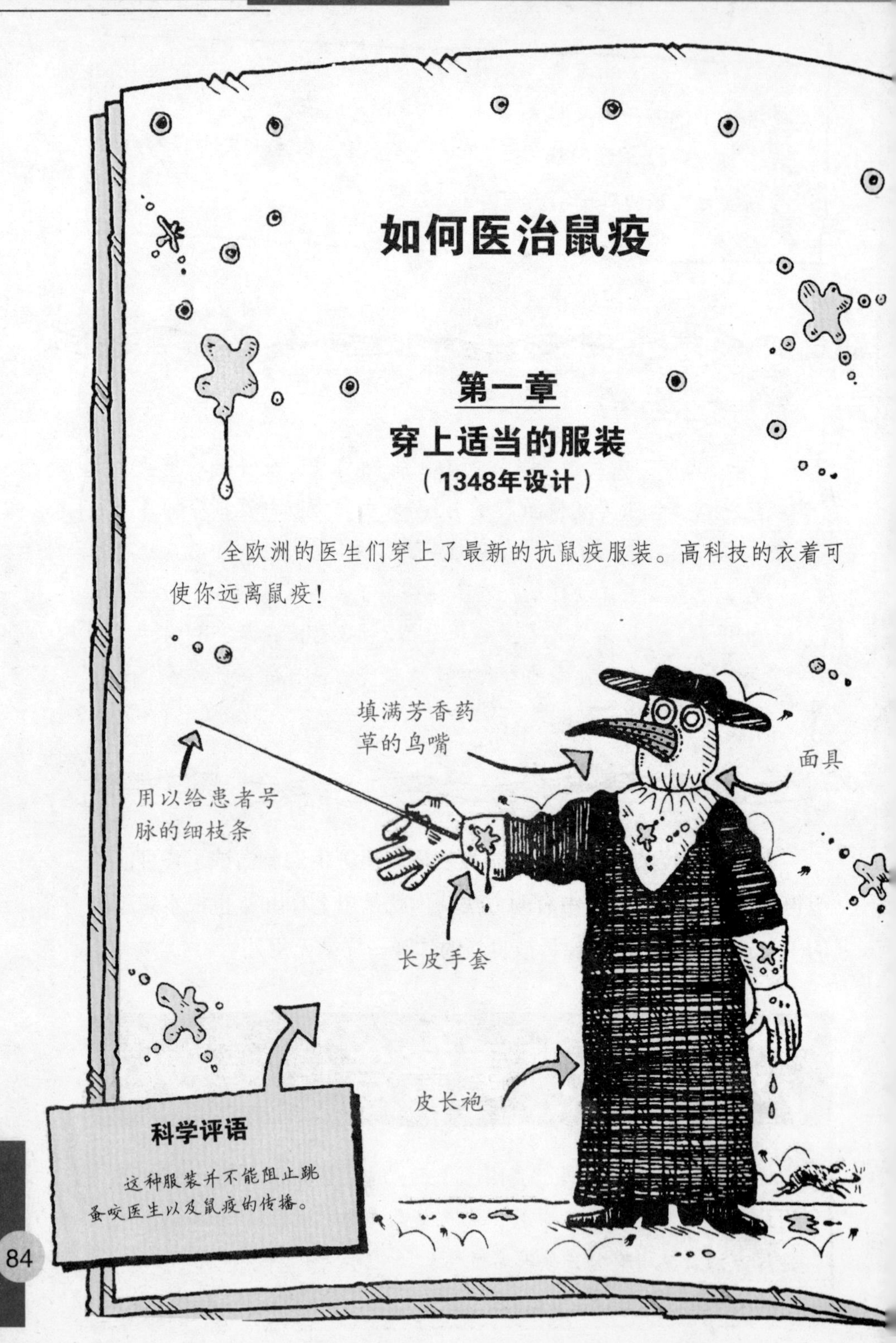

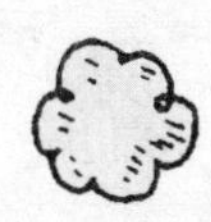

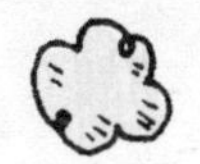

第二章

呼吸新鲜空气

众所周知，鼠疫是由空气里某种难闻的气味引起的。所以你不妨……

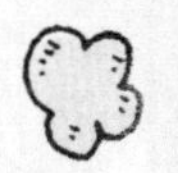

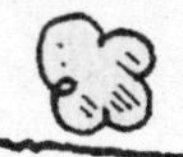

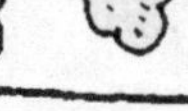

点起篝火或打上几炮，浓烟可以驱散怪味。抽烟对你有好处，因为这可以除掉怪味。包括孩子在内，每个人都该抽烟。

历史注释

大炮和烟草的说法盛行于17世纪，其他的则是1348年的做法。在英格兰的伊顿学院，学生因为不抽烟挨了教师的打。

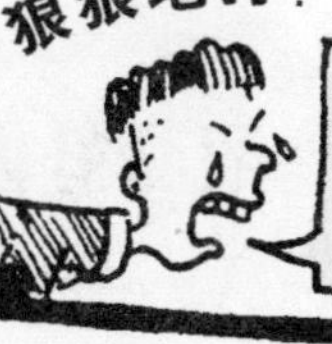

为了让空气更好地流通，可以让鸟儿在房子里飞来飞去或者敲响几个铃铛。假如你既没有火药、鸟儿也没有铃铛的话，你必须往瓶子里放屁，然后拔去瓶塞让臭味弥漫出来。吸一口可以驱除鼠疫的难闻味道（你的朋友也该这样做）。要是你没有瓶子，为什么不直接头朝下对着堵塞的马桶呢？

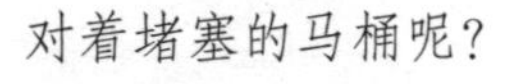

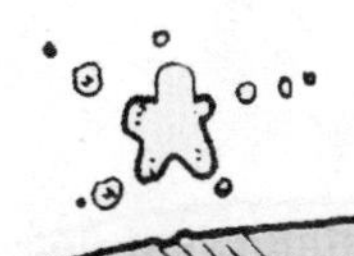

第三章

洗澡对你有好处

我的意思不是说在水里洗澡，人人都知道这对你非常不好。1348年的时髦方式是这样洗澡来预防鼠疫。

a）醋

b）你自己的尿（假如还有剩下的话，不妨一天喝上两回）

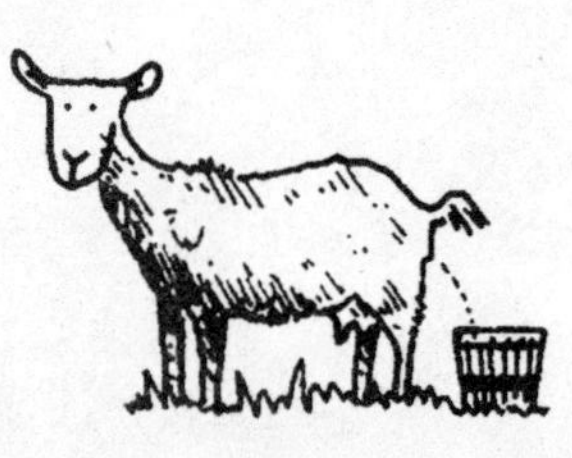

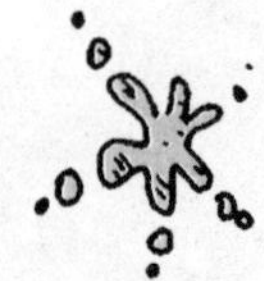

c）山羊的尿

第四章

照看好你的皮肤：从17世纪传下的疗法

要是你得了鼠疫，你必须关照你的皮肤，因此……

1. 抓一只癞蛤蟆，把它碾碎了，把那黏糊糊的液体涂遍染了鼠疫的肿块。

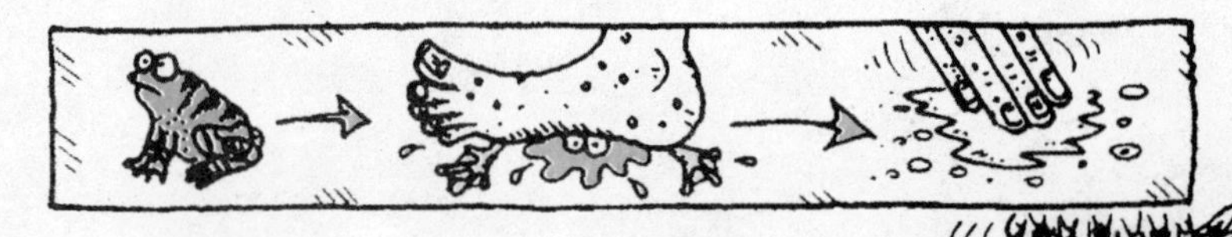

2. 在由鼠疫引起的疮肿上摩擦一只死鸡的臀部。

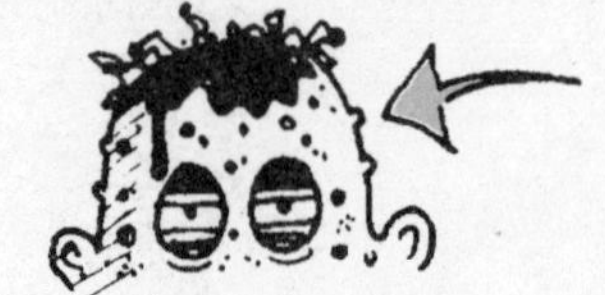

3. 把一只小狗的肠子敷在额头上。

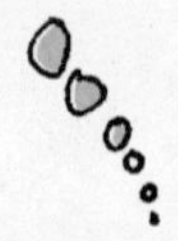

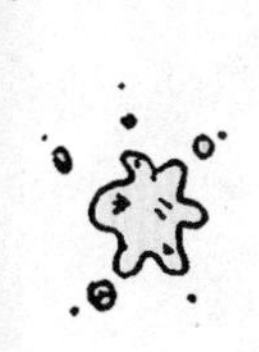

第五章
神奇药物

现在该谈谈药物了。

那可是一眨眼工夫就能治好鼠疫的！也许如此。

1. 吃一些鼠疫患者的肿块上干巴巴的疮痂，用一碗新鲜的脓液冲服倒是挺可口的。（14世纪）

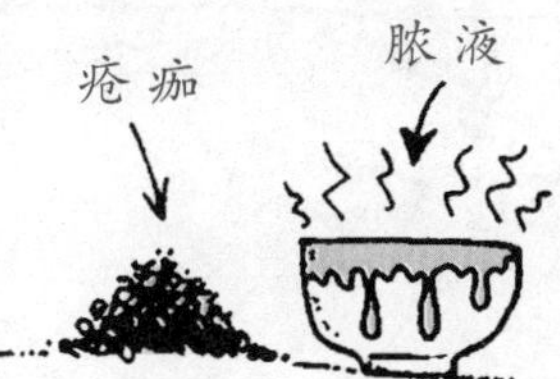

2. 喜欢更具有刺激性的东西？这里有一份据传是17世纪的处方……

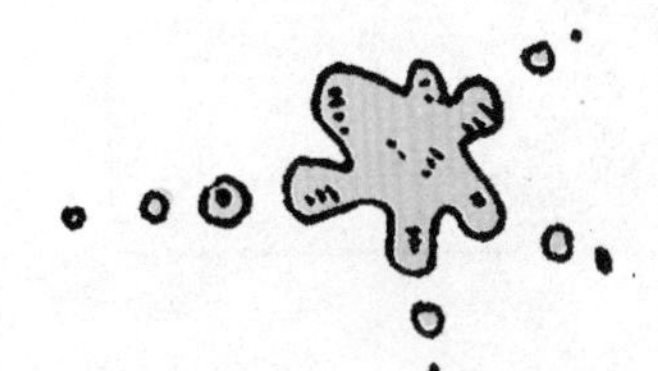

a）取死于暴力的一个年轻人的脑子。

b）捣成糊状再加入一些葡萄酒。

c）加入一大块马粪，让它烂上一年。

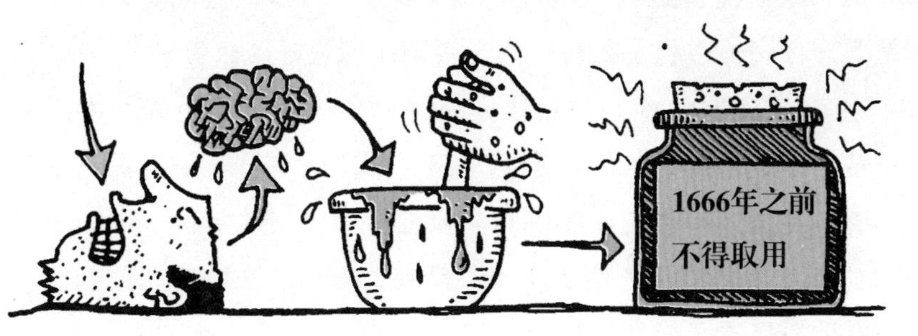

这样就大功告成了！

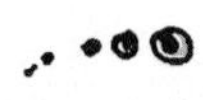

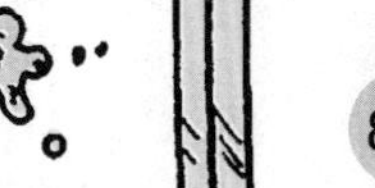

对鼠疫病菌的科学探索

1855年，鼠疫又开始活动了。它袭击了中国的云南省，在随后的40年时间内夺走了那里10万人的生命。它最后到达中国沿海地区，侵袭了港口城市香港。船只带走了老鼠、跳蚤和细菌，使得鼠疫传遍全世界。

大海让我不舒服！
这还不及我要让你不舒服的一半呢！

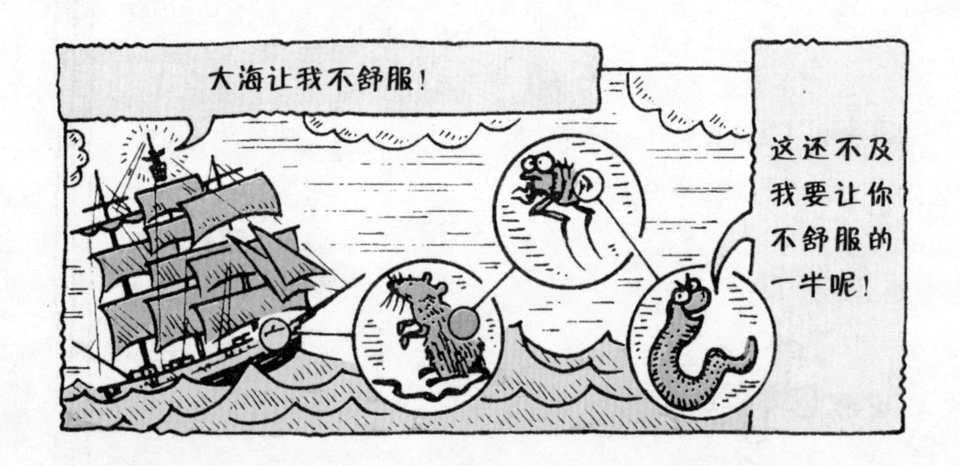

在1896至1917年之间，仅在印度，就有超过1000万人死亡。必须采取行动了！

现在的科学家懂得是病菌引起疾病，多亏了科赫，他们才知道如何检测是哪一种病菌引起了某种疾病。否则他们只好这么想象了……

1894年，来自罗伯特·科赫研究院的一个科学家小组去香港寻找鼠疫病菌。他们由知名的科学家北里柴三郎（回头看看第56页）带领。但同时到达的还有瑞士出生的科学家亚历山大·耶尔森（1863—1943），他曾为路易斯·巴斯德工作，后来一直在越南旅行和绘制地图。可谁会取得最重要的突破呢？

以下是耶尔森在随后的几天里记录下的内容……

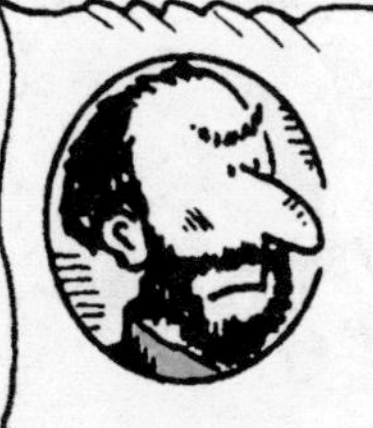

耶尔森日记

1894年

星期六

今天到了香港。真是太热了，必须把我所有的袋子拿到我住的简陋的寄宿公寓。北里柴三郎和他那30个助手已“接管”了市中心的一所豪华旅馆。他们可以随意使用该旅馆。我连好一点的衣服都没有，那么豪华的地方对我毫无意义。

星期一

今天去当地医院，找一个可供研究的鼠疫患者，但被赶了出来！似乎人人都认定北里柴三郎将会找到病菌。然后这个人穿着时髦的白西服出现了，他看我就好像我是猫带进来的什么脏东西。不错，我的腋窝散发着汗臭，我想我本该早上起来刮一次脸的。“你来得太迟了，耶尔森！”他用嘲笑的口吻说，脸上带着自以为是的微笑，“我已经找到了病菌。这很简单，它来自一个死去的鼠疫患者的手指，我培养了这种病菌！”

星期三

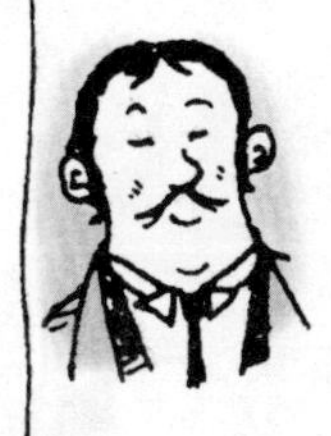

人人都认为北里柴三郎已经找到了病菌，可我却不那么确信。我的意思是，又有谁听说过有人从手指染上鼠疫的？肺倒是可能，或者淋巴结，但手指不可能。好歹有一帮埋死尸的英国水手，我打算贿赂他们让我从死尸身上割下肿大的淋巴结。这是又脏又臭的工作，可——我是个科学家，我已习惯了。原谅我，我要吐了！

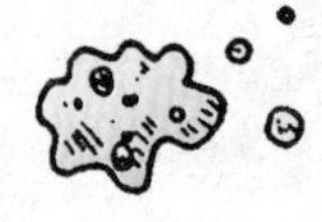

星期五

我找到了！淋巴结里满是肥肥胖胖的小病菌！现在我必须做的就是培养它们。可我没走错路吗？我没在浪费时间吗？也许最终对的还是北里柴三郎！

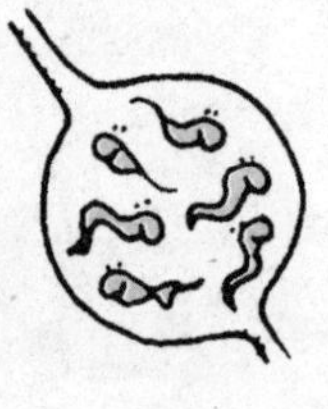

星期六

今天我把我找到的病菌注射进一只健康老鼠的体内。幸亏我的房东余培诺不知道我的房间里有一只老鼠。现在我能做的就是等待。这只老鼠会得鼠疫吗？

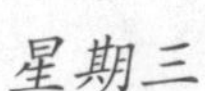

星期三

这只老鼠仍健健康康的……唉，老鼠啊，连鼻塞之类的症状都没有！

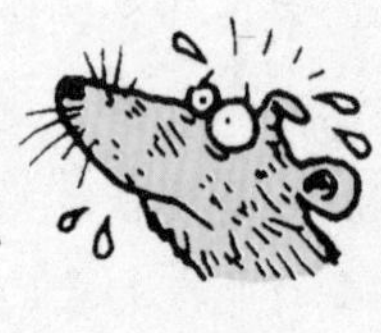

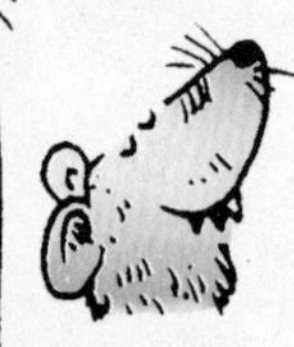

星期四

不，没到绝望的时候，这只老鼠出现肿腺的症状。它的一举一动就仿佛喝醉了酒，它染上了鼠疫！它病得很厉害。啊，没错，没错，没错，我真是快活极了！

耶尔森找到了引起鼠疫的病菌，为了对他表示敬意，这种病菌便取名为“耶尔森氏菌”。这样他回到法国后，就能够研制出一种抗毒素。两年以后，他回到香港进行试验。这是人类历史上的第一次，得鼠疫的人被真正治愈了！如今，虽说鼠疫仍离我们不远（亚洲和美洲部分地区的野生动物带有这种疾病），但用药物和抗生素可以挫败它。鼠疫仍旧可怕，但它不再大批大批地害死人了。

注意，鼠疫可能还算不上心腹大患，不妨读读下一章吧……

警　告！

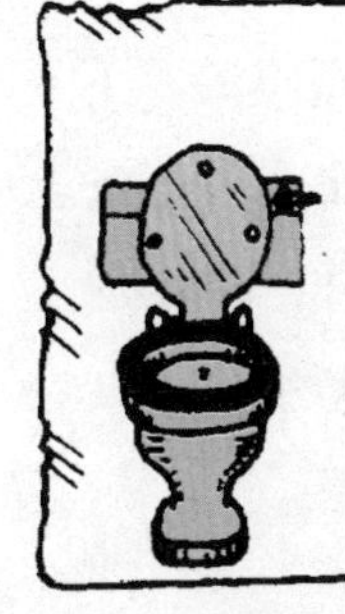

你也许需要坐在马桶上读下一章。假如你患上了霍乱的话，那接下去的几天你就离不开马桶了！

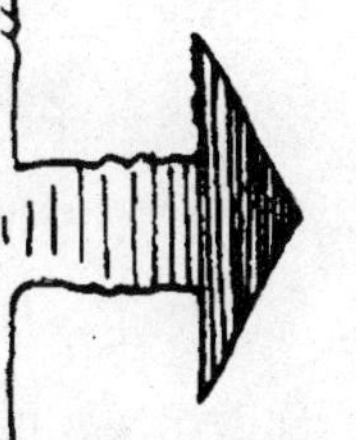

吐！ 喘！ 冒汗！

残忍的霍乱

想吃东西了吗？你最好赶紧享用一下，因为在你读这一章时，就会发现自己没有胃口了。这都得归罪于引起霍乱的小臭虫。

“霍乱”（cholera）是什么意思

这是希腊语，你的老师可不知道这个希腊语的意思是腹泻。下一次你拉肚子的话就告诉老师你得了霍乱，这样你就可以6个月不去上学了！不过把霍乱称做腹泻就如同把“泰坦尼克”号称作一条小船。那么你更想要什么呢？得一回霍乱还是乘“泰坦尼克”号去旅行？在你做出决定的同时最好读一读以下内容……

致命疾病实情档案

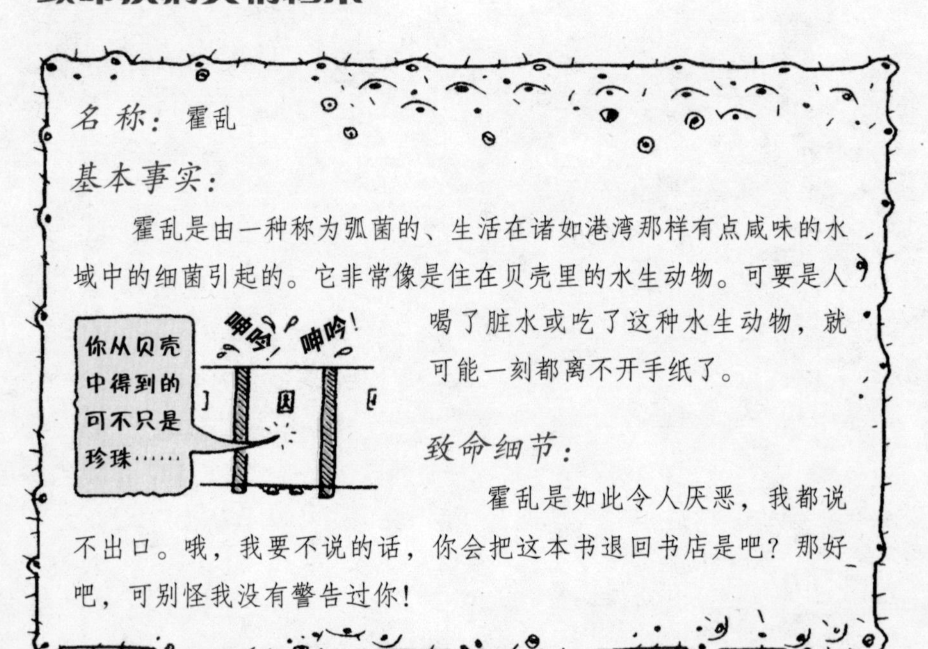
名称：霍乱

基本事实：

霍乱是由一种称为弧菌的、生活在诸如港湾那样有点咸味的水域中的细菌引起的。它非常像是住在贝壳里的水生动物。可要是人喝了脏水或吃了这种水生动物，就可能一刻都离不开手纸了。

致命细节：

霍乱是如此令人厌恶，我都说不出口。哦，我要不说的话，你会把这本书退回书店是吧？那好吧，可别怪我没有警告过你！

一份怪恶心的日记

以下是维多利亚女王统治时期一位女士的日记，记录了她丈夫的病情。我的好友“冷酷”医生加入了最新的医学解释……

1832

星期一

天啊！我可怜的约翰尼病了。他呕吐了好多次，而且腹泻了（我怎么敢在即便是私人日记里提到这个不体面的词呢）。今天他还是什么也没有吃，在得病之前他只不过喝了点水。我真伤心啊！约翰尼真倒霉啊！

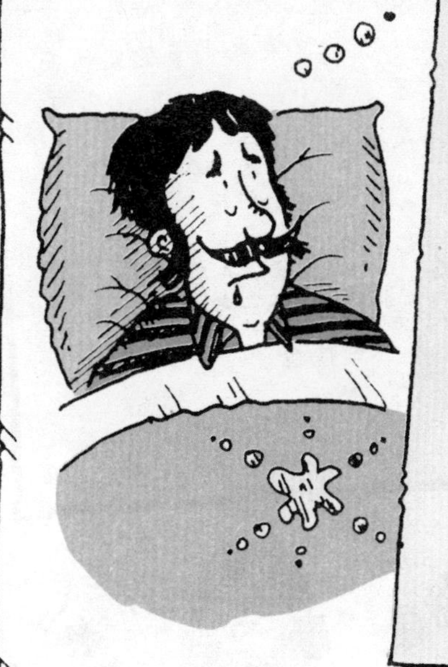

“冷酷”医生写道……

这个傻女人应该停止哭诉而去请一位医生来。

那水里蠕动着霍乱病菌。它们的毒素使病人的肠子无法吸收那些帮助消化的汁液。所有这些包含水和健康不可缺少的无机物的汁液都从他的体内流走（比如腹泻）。不及时进行治疗的话，用我们医学界的行话来说，病人将“僵硬”而死。

星期二

天啊，可怜的约翰尼情况更糟了！他发烧了，他拉肚子，拉个不停，他的肠子制造出那些让人难以启齿的液体。

他渴极了，可喝进什么就吐出什么，太可怕了！他的皮肤都发青了！他受痉挛的折磨。我叫来医生，医生却说要给我亲爱的丈夫放血，因为他有太多的血！可天啊，我的约翰尼的血已变成黑糖浆色了！

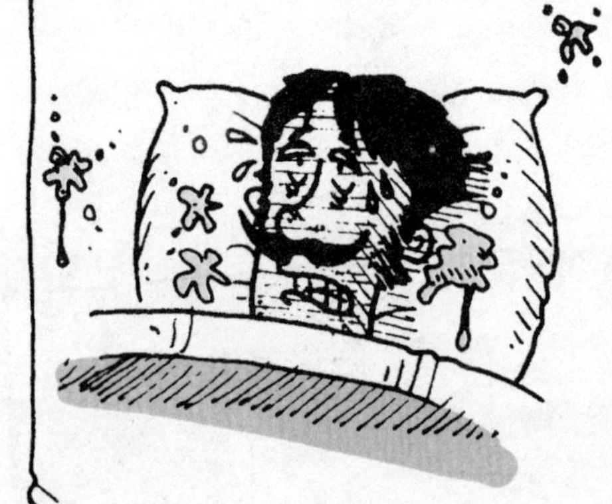

"冷酷"医生写道……

这个医生该被吊销行医执照！病人都快成人干了——他需要更多的液体而不是减少他的血液！身体失水造成了痉挛，把血也变黑了——这就顺便解释了为何他的皮肤发青。腹泻物里含有肠纤维——我想这有待更深入的检查。

星期三

我的约翰尼去见上帝了。他的皮肤先是变成了紫色，然后是暗青和黑色。可怜的他，死去时脸就像骷髅。啊，看呀，甚至在我写这些话时他还在动……哎呀！他的尸体在痉挛和抽搐！

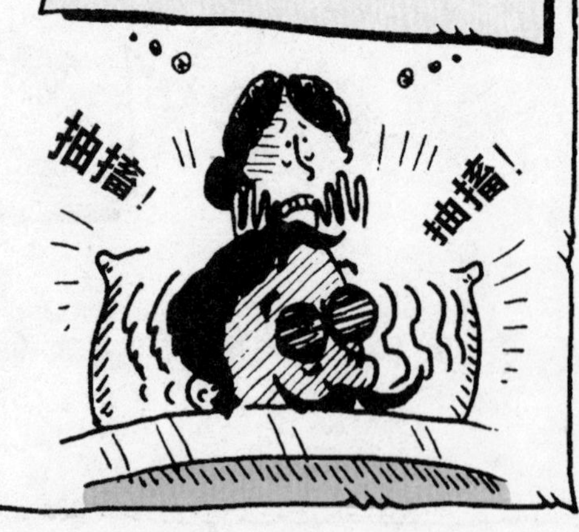

“冷酷”医生写道……
就像我预见到的那样，病人死了。尸体上残存的生物电造成了死后几个小时里，神经依旧让死去的肌肉抽动的现象。这是绝对令人着迷的一种死后现象。

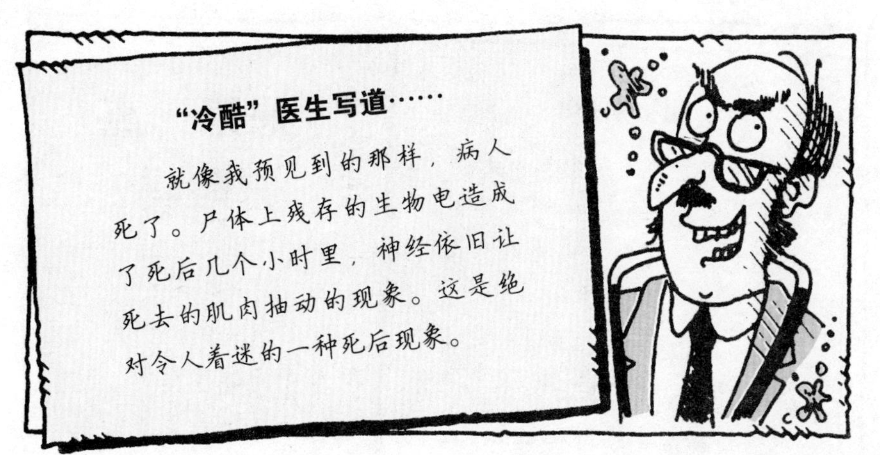

听起来挺恐怖？你听后恐惧极了，非要跑上1500米才能摆脱刚才描述的疾病？假如你不至于要跑上1500米，你完全可以在某个霍乱突发地点度过一个相当轻松的假期。

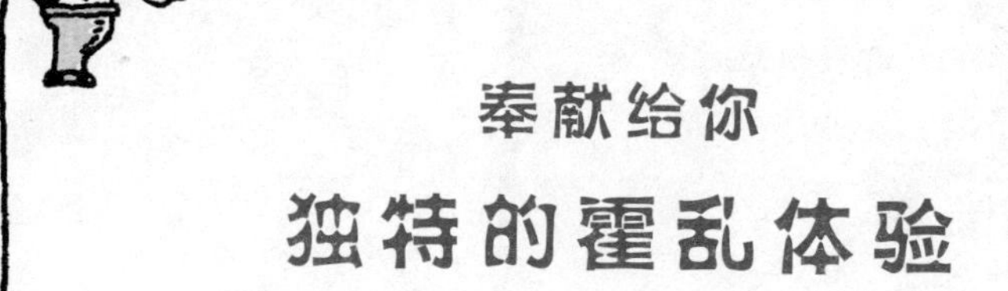

奉献给你
独特的霍乱体验

访问世界上最富丽堂皇的地区，把时间几小时几小时地花在坐便盆上面。你会盼望着逃走的！

1832年的巴黎

欣赏五彩缤纷的巴黎狂欢节。狂欢人群中，涂得五颜六色的脸和鲜艳的面具令人惊叹。

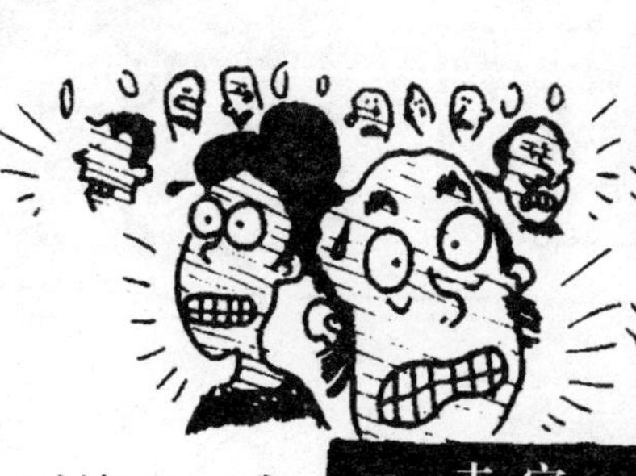

未完

附加细则

1. 脸色发青的狂欢者其实是患有霍乱，但在他们死在大街上之前，大家都以为这只是化妆而已。

2. 如果你不是法国人，悄悄地溜走可能不失为一个好主意。人群指责外国人毒死了这些人，并开始杀外国人！

3. 既然想要真正的霍乱体验，干吗不试一试弗朗索瓦·梅杰恩蒂医生建议的方法。你躺下来，他在你身上扔上50条黏糊糊的吸血的水蛭。注意，这不起什么作用，但这也算是一次亲身体验！

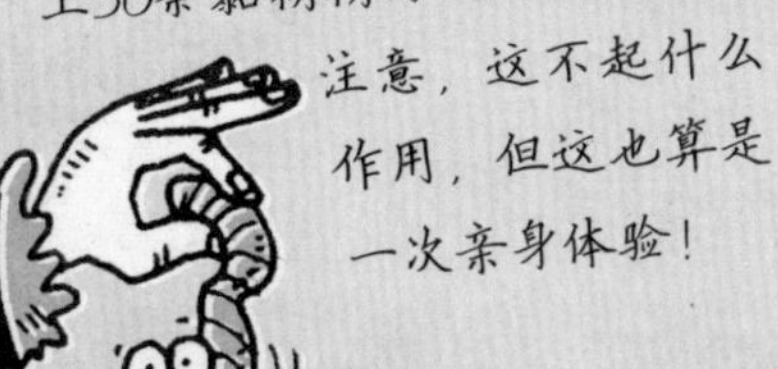

想来一点冒险吗？

试着到19世纪90年代的俄国旅行。体验被怀疑患上霍乱的人的紧张心情。按

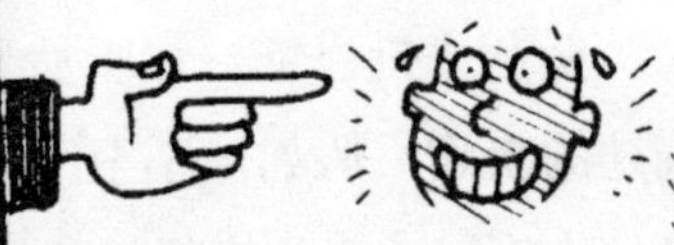

照法律，一旦得了霍乱，你的所有物品都将被没收，你也被关进一所兵营以阻止疾病的传播。

1. 兵营里的生活条件非常恶劣，你得不到足够的食物。但至少这种生活花费很小，而且挺愉快。

2. 如果你想逃跑，你将挨鞭打。

我想我明年还会回来的。
你就在这儿一直关到明年吧。

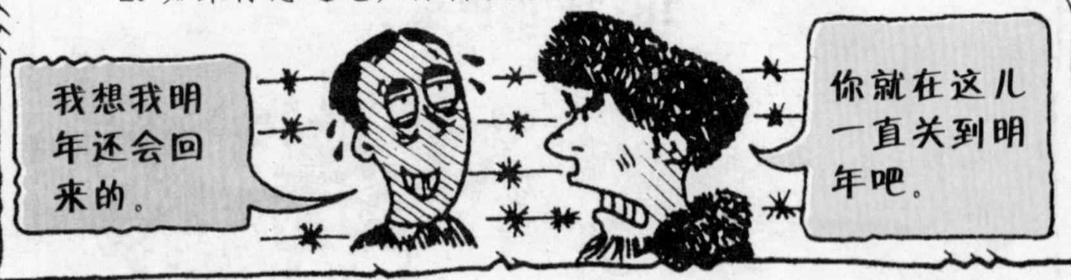

难怪俄罗斯有句诅咒语说：“愿你得霍乱。”你可以用这话诅咒学校里以大欺小的家伙……假如你有胆量的话。

看看你是否能当科学家

假设，你是维多利亚女王时代著名的医生约翰·斯诺（1813—1858）。你因首创在手术中使用止疼药氯仿而闻名，现在你对霍乱产生了兴趣。

1845年，霍乱在伦敦暴发，数千人死亡，其中700人死于索霍的一小块区域。这里的人住在贫民窟里，54个人共用一个户外厕所，他们怎么适应得了呢？

至少这里的手纸挺软的。
那是我的袖子。

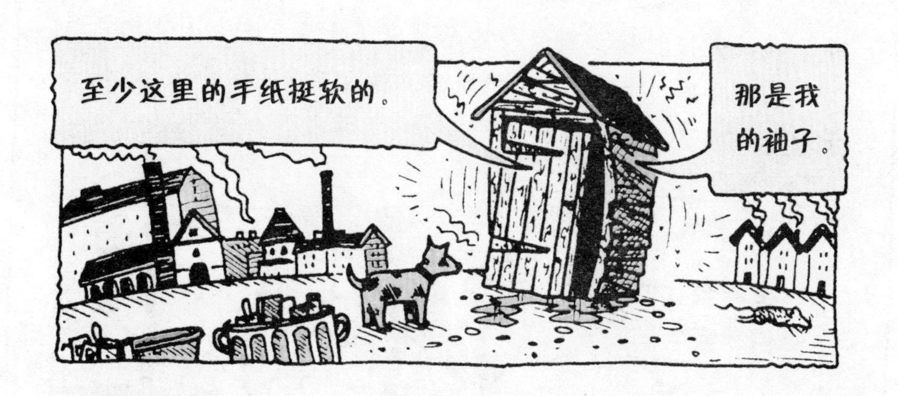

厕所里渗出的令人恶心的脏水流进附近用水泵抽的饮用水中。患霍乱的人都喝了这水。你相信引起霍乱的病菌是从厕所里进入饮用水的。

1. 你打算怎么做？

a）把马桶拿去检测。

b）从水泵中取出一些水拿去检测。

c）把水泵拿去检测。

先生，别把我们可爱的马桶拿走。

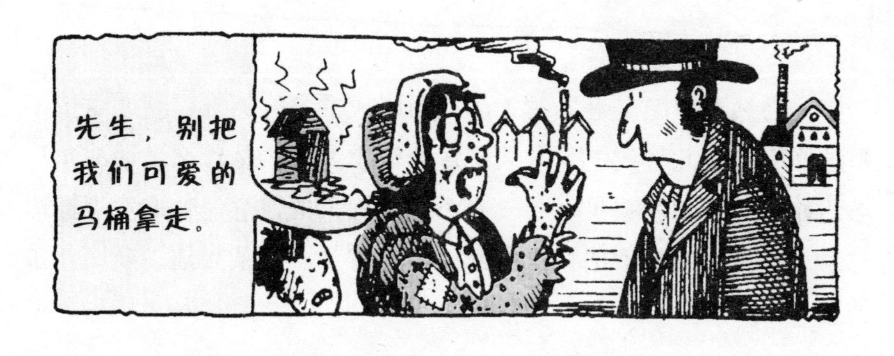

2. 你的检测表明水中有病菌。你接下去做什么？

a）喝了这水看看是否得霍乱。

b）把这水给你的仇敌喝，看看他们是否得霍乱。

c）卸掉水泵的摇柄，这样谁也没法用它了。

答案

1. b）当患有霍乱的人使用厕所时，病菌就进入了饮用水中。疾病慢慢扩散，因为一些患者使用便壶，把大小便倒到窗外，如果降临到你头上，是够脏的，但这至少使病菌进不了饮用水了。

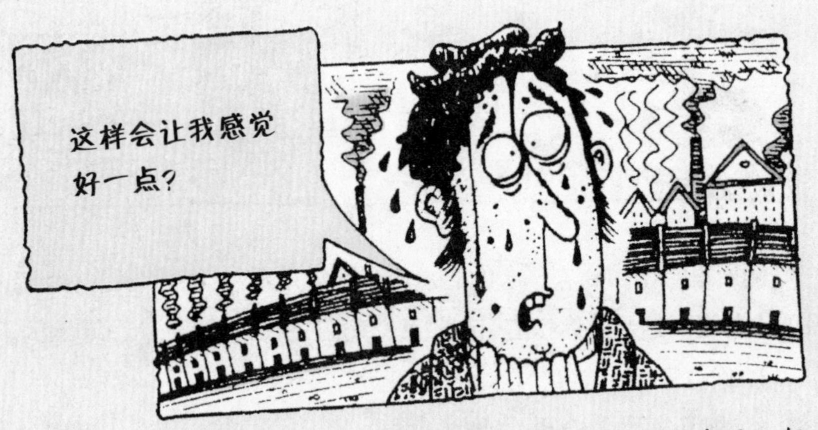

2. c）这样疾病就停止了传播（不管怎么说，是结束了，但重要的是不让它死灰复燃）。斯诺已经证明了霍乱与脏水之间的联系。

这当然要引起全世界的关注，斯诺成了民族英雄！难道事情不是这样吗？就此打住，《杀人疾病全记录》可不是什么童话故事！当约翰·斯诺44岁去世时，没有引起任何人的注意，他的发现被遗忘了。直到伟大的罗伯特·科赫医生对霍乱产生了兴趣，斯诺才重新被人们提及。

科赫万岁

1883年，霍乱侵袭了埃及城市亚历山大，可等到科赫赶到埃及时，霍乱已完全消失了。我敢打赌，他很郁闷！但他决不放弃他的研究。他尝试让鳄鱼接触病菌，看它们是否得霍乱。要是它们得了的话，那它们准会流出鳄鱼的眼泪！

与此同时，路易斯·巴斯德已派了两位助手埃米尔·鲁和路易斯·特威利尔到亚历山大寻找霍乱病菌。不幸的是，他们想在一盘肉汁而不是果冻里培育病菌，而在肉汁里难以分选出不同种类的病菌。两位科学家搞得很狼狈，而特威利尔自己却染上了霍乱并死于该病。有时候进行科学研究是很艰难的。

愿灵安息
路易斯·特威利尔
他想找到霍乱病菌……
霍乱病菌却找上了他！

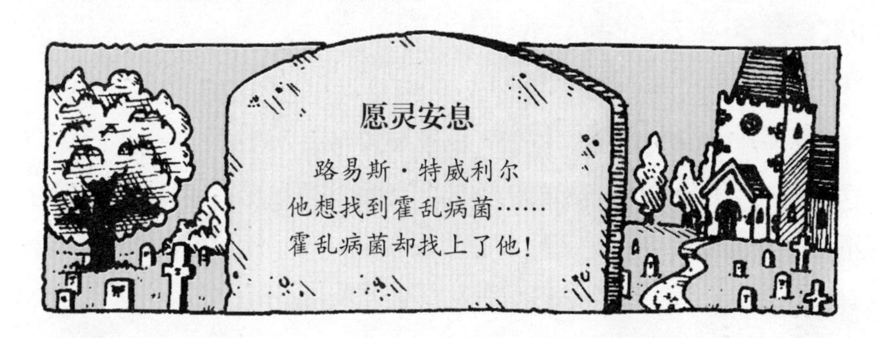

科赫去了东非，然后去印度的加尔各答研究霍乱。在加尔各答，他发现有成千上万的人染上了这种病。自然，他喜出望外。

太好了！
太好了！
太好了！

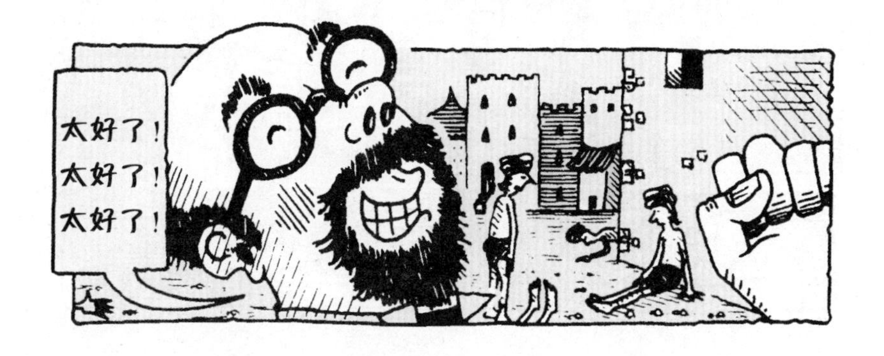

他解剖了10具死尸，检测了他们脓状的稀便、呕吐物和当地的水。他在尸体的体内都发现了弧菌，从而无可置疑地证明是细菌引

起了霍乱。

科学注释

实际上早在1854年，意大利科学家菲利普·帕西尼已经声明在患者的肠子里找到了霍乱病菌，但没有人认识到真的是病菌引起了疾病，所以帕西尼的发现被忘掉了。

警告！下面要碰到实在很恶心的事情。

两个有关霍乱的实在很恶心的故事

1. 即便是在科赫的发现之后，还有一些人拒绝相信是病菌引起了这种疾病。德国科学家马克斯·冯·佩坦考夫尔（1818—1901）认为这种疾病是由化学物质引起的。为了证明这种理论，他真的喝了取自霍乱患者稀便的带有病菌的恶心的混合物。冯·佩坦考夫尔喝了以后有点轻微的腹泻，他声称这与霍乱没有关系。不错，是没有关系。

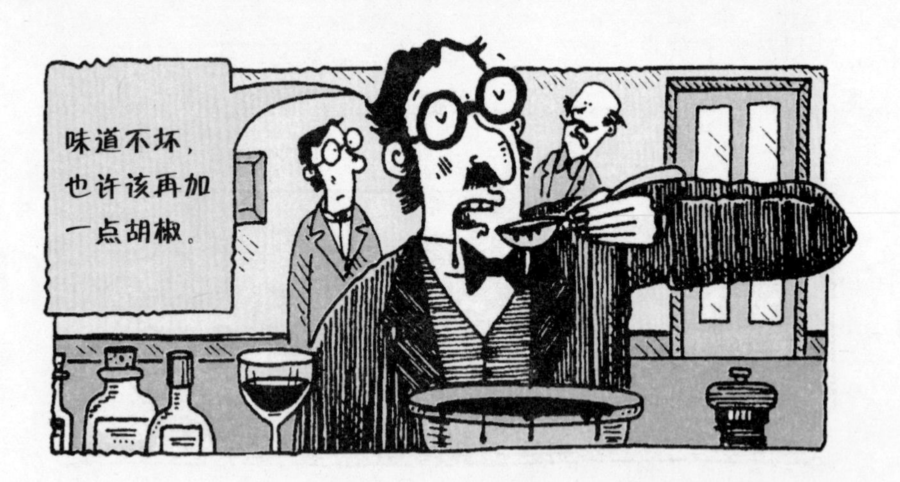

2. 说实在的，这种事情可谓无独有偶。有一位护士告诉约翰·斯诺，有一天晚上，在一整天护理霍乱病人之后，她累了，想来点喝

的。她已精疲力竭，头昏脑涨，就拿起一大杯茶一口气喝了下去。就在这时候，她意识到这不是一杯茶，她喝的是——整整一罐稀便！令人惊讶的是，这位护士活了下来。

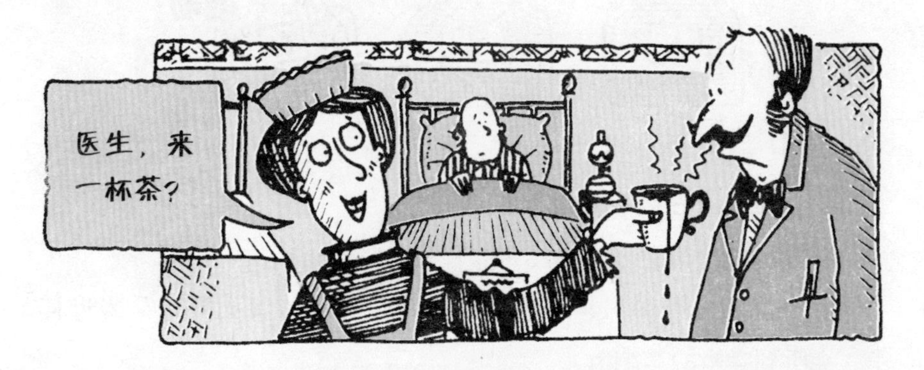

等一等，让我们先解释为何佩坦考夫尔和那位护士没有得上霍乱。因为他们受到了自己胃的保护。人的胃能制造出一种强酸，它可以分解绝大多数霍乱病菌。想知道更多情况吗？

你敢去发现（1）……胃酸是怎么保护肠子的

你需要的东西：

- 三个玻璃杯或瓶子
- 酵母（最好是干酵母）
- 醋
- 发酵粉
- 糖
- 三把茶匙

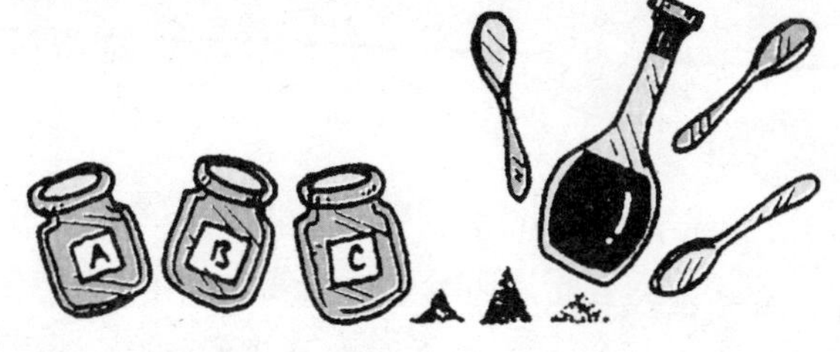

你要做的事情：

1. 给三个玻璃杯分别贴上标签A、B和C。

2. 给每个玻璃杯注满温水，在B和C中加入满满三大茶匙醋。然后在C中加入满满一茶匙发酵粉，搅动到大多数泡沫都消失了为止。

3. 在每一个瓶中加入一茶匙酵母和满满一茶匙糖，搅动一番。

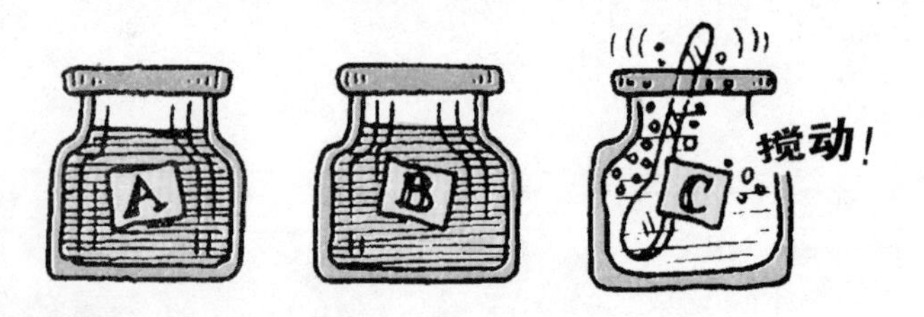

4. 把玻璃杯在温暖的地方放上一小时。

你注意到了什么？

a） 每个玻璃杯都装有牛奶状米黄色液体，假如把耳朵凑近杯子，会听到嗞嗞的声响。

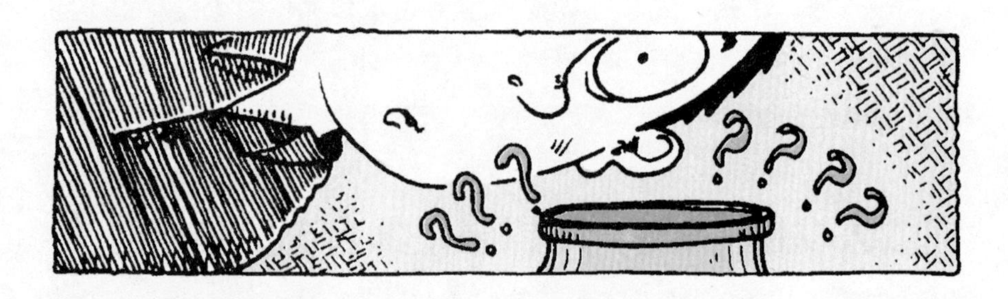

b）A和C是这样，B则不同。

c）只有B是这样，A和C是令人不快的绿色。

答案

b）在A和C中，酵母就像霍乱病菌那样繁殖，那嗞嗞声是酵母投入后释放的二氧化碳气体。B中的醋酸已杀死了大多数酵母，于是样本此时呈令人讨厌的绿色。C中的酸被发酵粉减弱了。当你的胃酸很弱的时候（也许是因为你喝了很多水），霍乱病菌就存活下来，在肠子里实施破坏。挺恶心的吧？

你敢去发现（2）……如何制作治霍乱的药

要是你得了霍乱，就会对寻找一种治病的药非常感兴趣。这里存在两种可能性……

药剂A

你需要的东西：

▶ 一个茶袋

▶ 一些芥末

▶ 一个大筒杯

▶ 一把茶匙

你要做的事情：

1. 给大筒杯注满开水。（请成年人帮你忙。）

2. 迅速把茶袋浸入水中。

3. 加入一平茶匙芥末，搅匀了。

4. 等5分钟让它凉下来，然后啜一小口。你也可以只是吸气闻一闻！

注意：要是你不喜欢这个味道，可以加上牛奶，把它端给成年人，然后说：

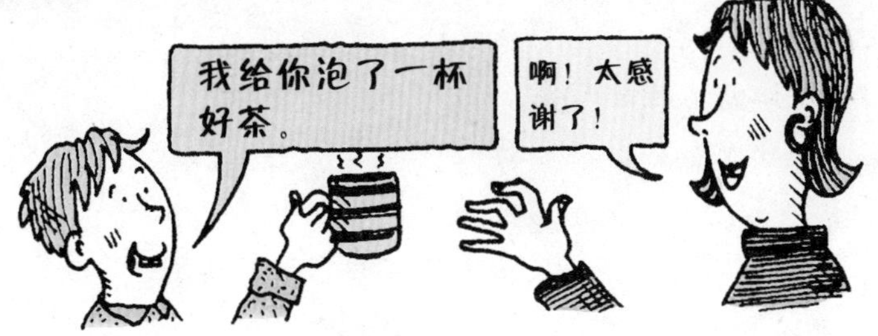

药剂B

你需要的东西：

▶ 一个大筒杯

▶ 一些糖

▶ 一些盐

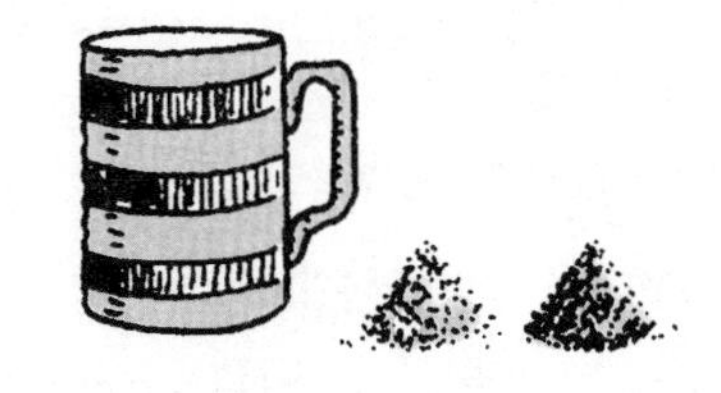

你要做的事情：

1. 给大筒杯注满开水——你得先为刚才玩的鬼花招向大人道歉，然后请求帮忙。

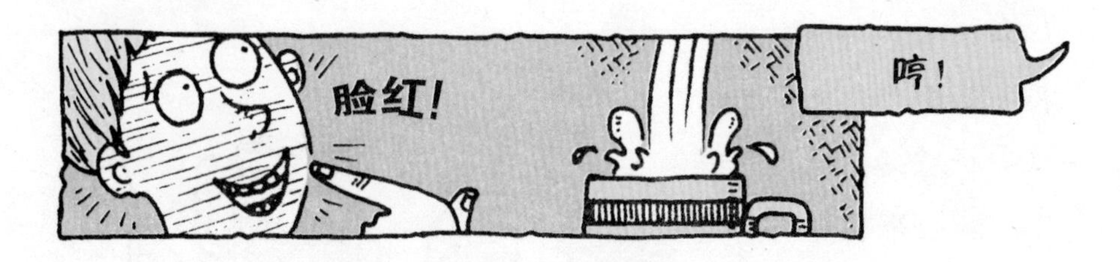

2. 加入满满一茶匙糖和四分之一茶匙盐，加以搅拌。

3. 等5分钟让它凉下来，然后尝一尝。

你认为哪一种药剂更好一点？

a）药剂A。

b）药剂B。

c）它们都挺有效，但起的作用不太相同。

答案

b）药剂A是一种西班牙传统疗法，就像许多种古老的疗法那样，其实是不起作用的。药剂B是基于20世纪60年代发明于达卡和加尔各答的一种混合药剂。其意图是替换体内失去的糖和盐，而烧开的水会杀死霍乱病菌。这种治疗方式救过成千上万条生命——它扭转了病人体内缺水的状况，使病人的白细胞能够杀死霍乱病菌。

今天，霍乱依然肆虐于世界许多地方。这种疾病经常进行环球旅行，通过船只进行传播。船只将带病菌的水注入压舱缸（缸里的水用来阻止船在海里摇晃），并在别的地方放出来。因此，虽说这种疾病可以医治，但仍不可掉以轻心。

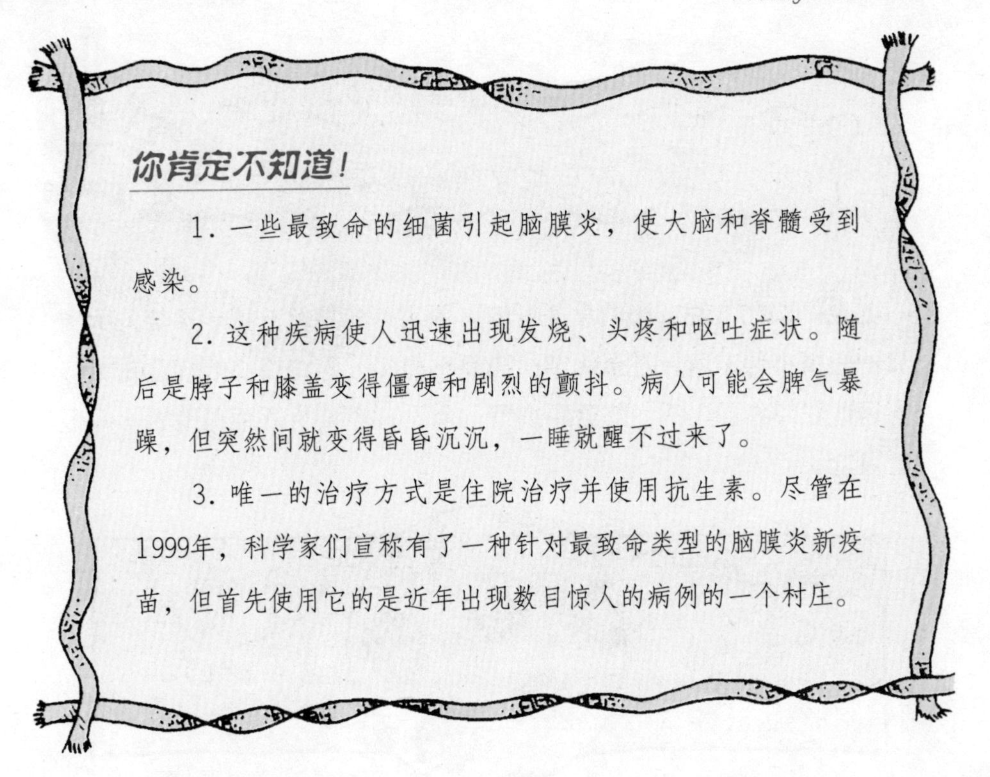

你肯定不知道！

1. 一些最致命的细菌引起脑膜炎，使大脑和脊髓受到感染。

2. 这种疾病使人迅速出现发烧、头疼和呕吐症状。随后是脖子和膝盖变得僵硬和剧烈的颤抖。病人可能会脾气暴躁，但突然间就变得昏昏沉沉，一睡就醒不过来了。

3. 唯一的治疗方式是住院治疗并使用抗生素。尽管在1999年，科学家们宣称有了一种针对最致命类型的脑膜炎新疫苗，但首先使用它的是近年出现数目惊人的病例的一个村庄。

注意，假如你认为这听起来太可怕了，在下一章里你还将遇到一大帮新的疾病引发者。这是一帮引起真正致命疾病的家伙，所以你肯定对它们深恶痛绝。

最好穿上太空服……

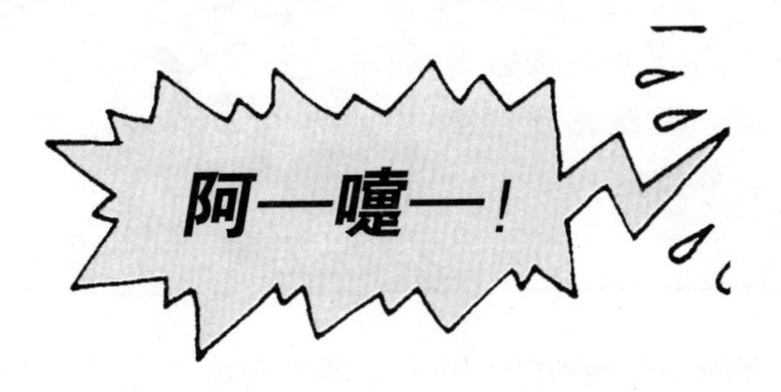

凶恶的病毒

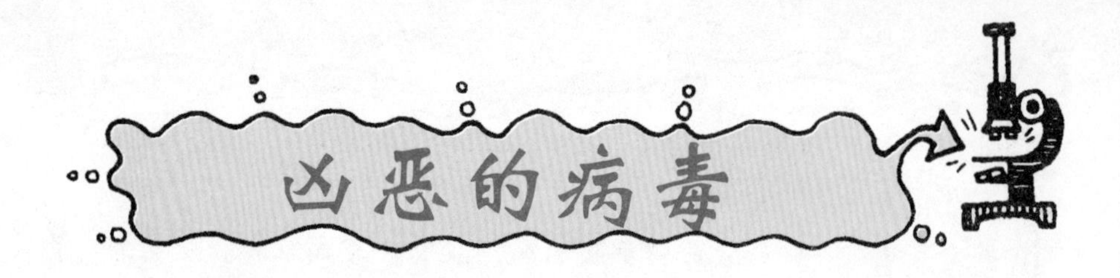

凶恶的病毒

老奶奶们常说，小的总是好的。事实并非如此。这一章是关于病毒——极小的东西，甚至比细菌还要小得多。这些极小的玩意儿能够永远地毁掉你的生活。想近距离看一看？你需要更近距离地看——很近很近。

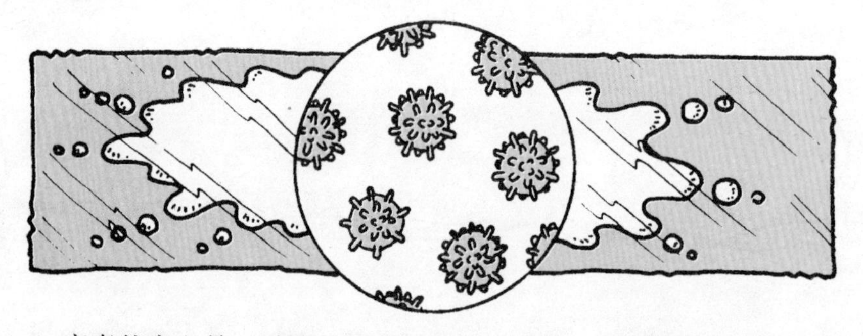

病毒基本上是一种围绕蛋白质的被称为DNA的化合物。你要是想当老师的宠儿，不妨记住DNA的全称是“脱氧核糖核酸”。DNA，就像它这个全称提示你的，是一种复杂得不可思议的物质。

先生，您能告诉我有关脱氧核糖核酸结构的更多情况吗？
老师的宠儿

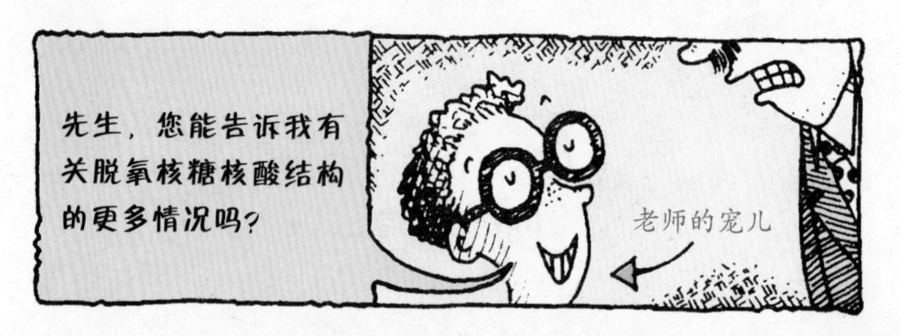

人们发现它存在于所有活着的细胞内，它包含了数以百万计的控制细胞化学作用并影响其生长和发育的化学密码。回忆一下病毒如何劫持你体内的细胞，用它们制造出更多的病毒（要是你已忘掉的话，回头看一看第19～21页）。现在要进入那些致命细节了……

致命疾病实情档案

名称：病毒

基本事实：

1. 它们通过伤口或通过嘴巴、鼻子偷偷溜进人体内。

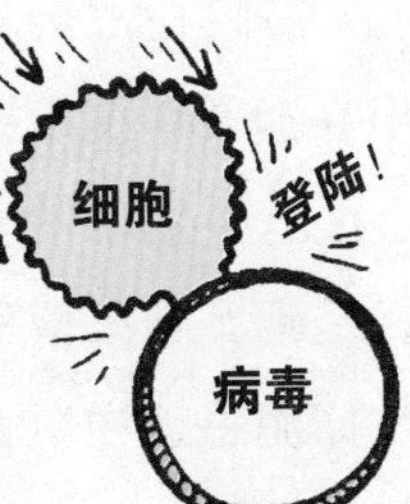

2. 它们登陆一个细胞，运用它们蛋白质的外衣锁定了对方。

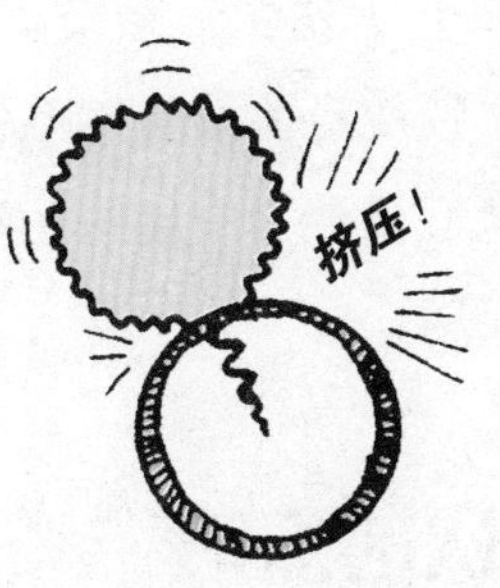

3. 它们把自己的DNA挤压进细胞壁，或者在细胞吸收其他化学物质时悄悄混进去。

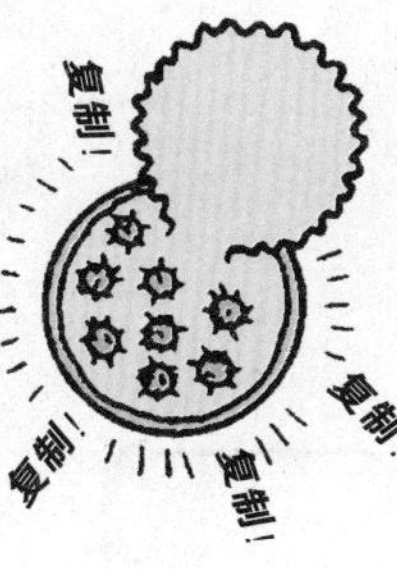

4. 它们袭击细胞储存DNA的细胞核，通过化学作用激活DNA，为细胞编制程序去制造许许多多的病毒。（这需要花上一个小时时间。）

致命细节：

1. 当细胞的汁液用尽时，细胞就死了，病毒便去寻找另一个牺牲品！

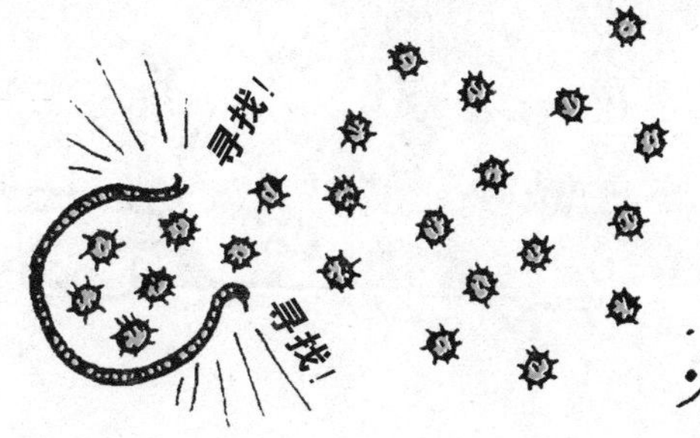

2. 每一滴血里有500万个红细胞，每个红细胞能容纳1000个病毒——所以有足够大的空间！

关于凶恶的病毒

1. 人体有限的防御手段之一就是杀死受病毒感染的细胞。不幸的是，有时这会使事情变得更糟。乙型肝炎的病毒隐藏在肝脏细胞里面。免疫系统杀死肝脏细胞，但你需要你的肝脏继续存在，有时候人体以杀死自己而告终。这可是极其不幸的事情。

2. 确实存在被称为噬菌体的攻击细菌的病毒。你不为这些小可怜感到痛心吗？

3. 当病毒在人的细胞里面复制它们的DNA时，它们经常会出错——通称为变异。有些这样的错误会损害病毒，但在通常情况下则使你更容易受到感染。比如，它们在掩饰病毒的外衣里产生化学变化，致使身体的防御系统发现不了它。鬼鬼祟祟的，是吧？结果使科学家们很难为由这些病毒引起的疾病设计疫苗……比如流感这样烦人的疾病。

讨厌的流感

你得过流感吗？抱歉，这样问很傻……

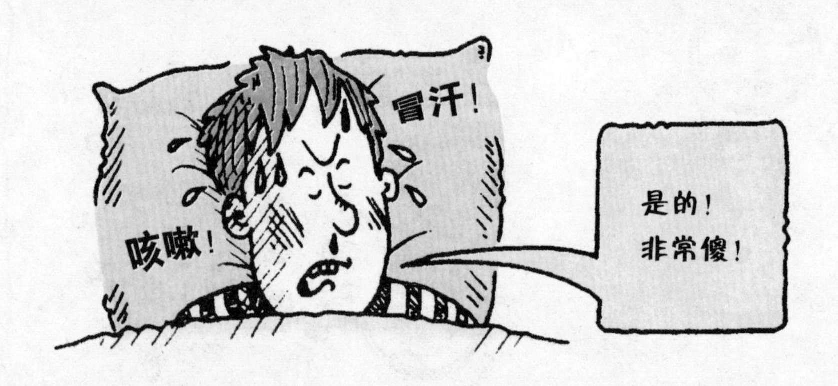

流感是“流行性感冒”的简称，它实际上来自“influence”（感应）一词，反映出流感是由星星感应引起的一种旧观念。要是你没得的话，那就得感激你的幸运之星了……

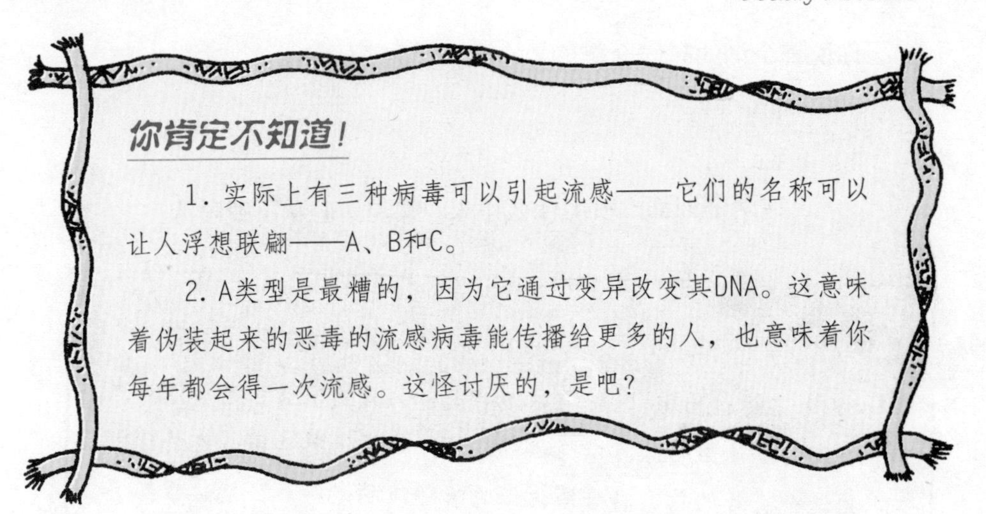

你肯定不知道！

1. 实际上有三种病毒可以引起流感——它们的名称可以让人浮想联翩——A、B和C。

2. A类型是最糟的，因为它通过变异改变其DNA。这意味着伪装起来的恶毒的流感病毒能传播给更多的人，也意味着你每年都会得一次流感。这怪讨厌的，是吧？

就像一般的感冒，流感借咳嗽或打喷嚏喷出唾沫微粒传播——你是说你全都知道吗？那你知道和人说话也能传播一般感冒或流感吗？

你敢去发现(3)……说话是如何传播流感的

你需要的东西：

- 你自己
- 有足够的唾沫（先喝上一杯水）
- 一面镜子

你要做的事情：

1. 把你的鼻子贴在镜子上。
2. 大声说“spit”（唾沫）这个词。
3. 大声说“dry”（干燥）这个词。

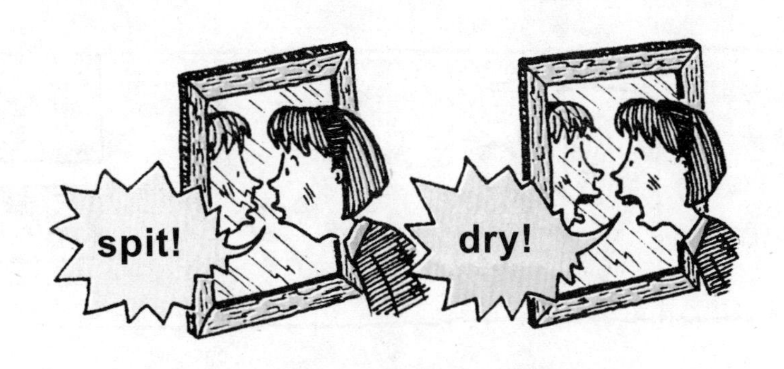

你说哪个词的时候会把更多的唾沫喷在了镜子上？

a）“spit”

b）“dry”

c）说这两个词都没喷出什么唾沫。我说话时从不喷唾沫！

答案

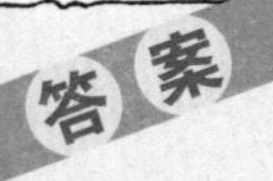

a）当你说出像“spit”中的字母p和t时确实喷出了唾沫。点点滴滴的唾沫里当然可以隐藏数以百万计的流感病菌。也许你可以把这个有趣的信息转告给说话时喷唾沫的老师。可能你根本不敢转告……

斯宾塞，我的狗准确地说是一条长毛垂耳狗。

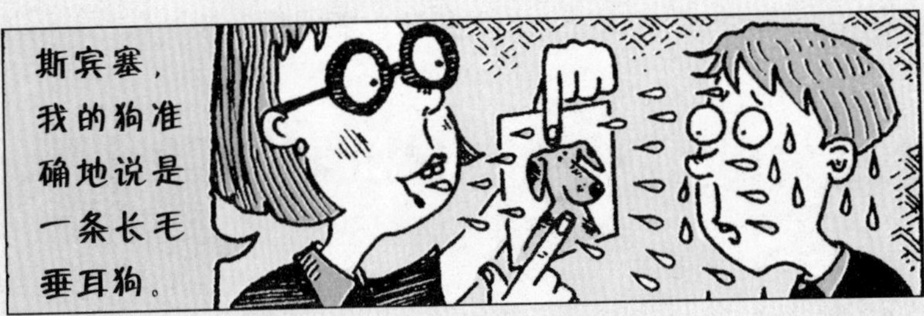

老师喝茶时间的难题

感到挺残忍的？是这样。等到你的老师得了流感，当她带病进入学校（绝大多数教师似乎认为放你们回家是丢脸的事情，因为那样就没人教你们知识了），你不妨敲开教师办公室的门，对你那得病的老师露出可爱的微笑并问道：

流感是一种能害死人的疾病吧？
啊？
办公室

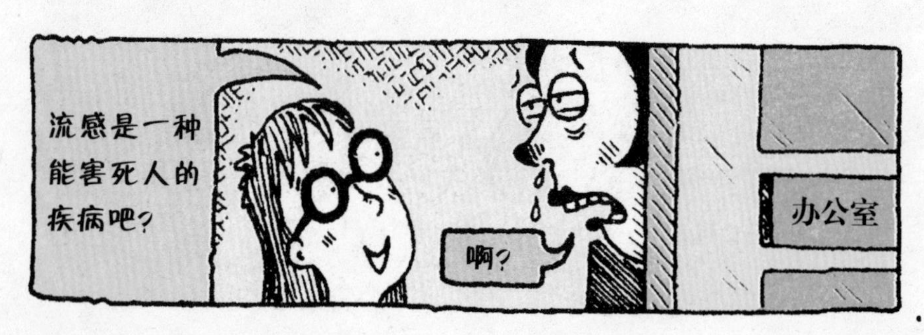

答案

是的，流感能害死人。每个人都会得感冒，包括年纪非常大的老人，尽管在那么多得病的人中只有千分之一的死亡率，但加在一起也是一个相当大的数字。正因为如此，流感是美国最具杀伤力的传染病。可在1918年，情况更糟……

1918年12月31日

环球日报

恐怖的流感

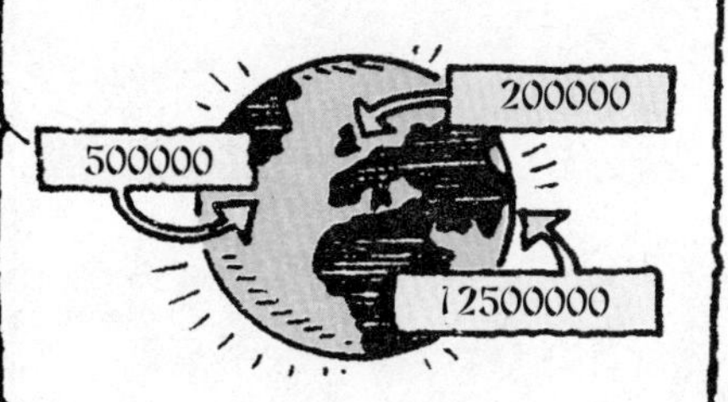

这一年几乎所有人都在谈论在世界各个角落蔓延的流感。在美国据说有50万人死亡，在英国有20万人死亡，而在印度死亡人数也许是1250万。这种病甚至比黑死病更厉害！

死尸

流感可以仅用48小时就把人杀死。在印度，有报道说火车上满是死亡的乘客，而在一些城市，街上也到处是死尸。在美国，许多城市禁止集会以阻止疾病传播。电影院都关门了，教堂也关闭了（举行葬礼除外）。

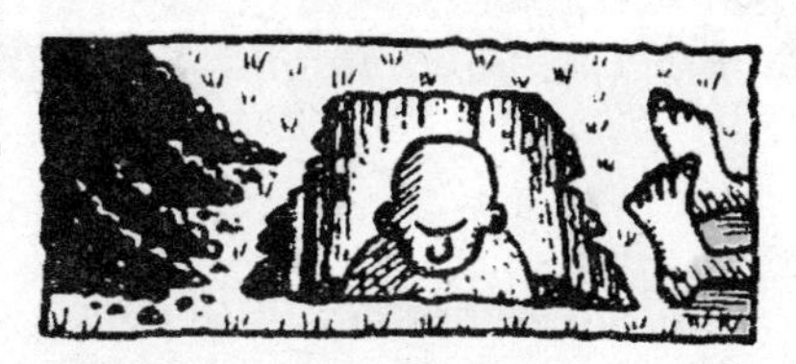

尸体直立着埋葬以节省空间

公益健康广告

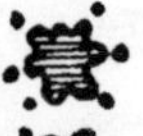 你得流感了吗？

你有没有发烧、咳嗽？你的皮肤有没有发青或发紫？你有没有咳血？看起来你已得了流感。这很麻烦。

发烧

头疼、皮肤发青或发紫

咳出血来

 请你不要外出！

 一定不要接近我们！

给葬礼的经营人打电话，他们现在接受预订的工作都忙不过来了。

医生的建议

我们向20位医生咨询他们的意见，我们收到21种不同的建议，包括喝咖啡、吃止疼药、喝酒、喝小剂量的砒霜之类的毒药、吃土豆、吸入木头烧出的烟、拔掉牙齿和割掉扁桃腺（有助于清理喉咙）……

严重健康警告！

所有这些疗法都试过了，它们都不起作用，所以下次你的弟弟或妹妹得了流感，可别拔掉他们的牙齿或别的什么东西，否则将会更麻烦。

你肯定不知道!

1. 流感曾经是非常致命的疾病，因为它使患者变得非常衰弱，细菌更容易攻击他们的肺而引起通称为肺炎的疾病。这样就引起发烧，并由于肺中充满了脓液而造成呼吸困难。肺炎可以杀死人，但如今可以用抗生素来治疗。

2. 在20世纪50年代，美国科学家约翰·赫尔廷决意要找到1918年那场流感的病毒。他去了阿拉斯加的一个小城，那里流感病死者的尸体当时被埋在了冻住的土壤深处。他挖出几具保存完好的尸体，取出他们的肺，试着用病毒去感染一只雪貂。

真高兴我们没有带着这种可恶的病毒生活在1918年。

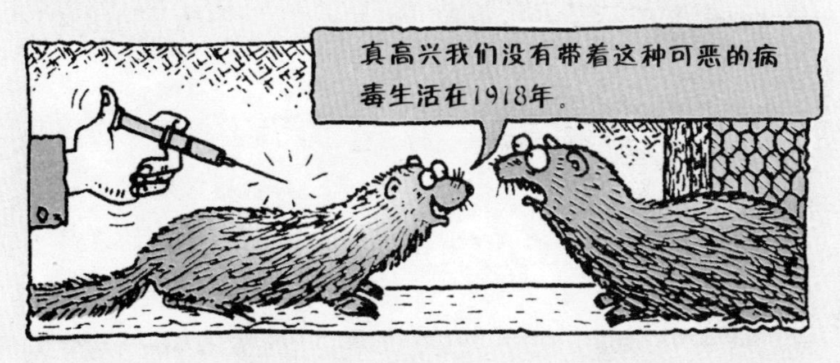

不幸的是，它死去了（死去的是病毒而不是雪貂——雪貂无疑是获救了）。

3. 退休以后，赫尔廷回到了那个村庄，又挖出几具尸体。这一次，一个由杰弗里·陶本伯格带领的美国科学家小组研究了病毒的DNA，断定这种病毒来自猪，由猪传给了人。听起来自己养一头猪真是很可怕的事情。

老师喝茶时间的难题

还是感到残忍？好吧，今天，你的老师已治好了流感，减轻为一般的感冒！真是悲惨的事情！她又一次拖着病体起了床，来到学校。你就大胆地去敲教师办公室的门。你的老师会攥着一块湿漉漉的手帕出现。你甜甜地笑着问她：

你是从马那里染上感冒的吗？
你别再这样了！
办公

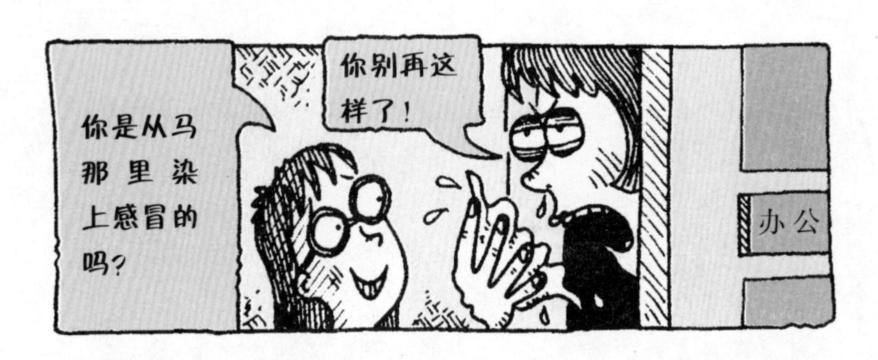

答案

也许这原本是拿老师嘶哑的嗓子开玩笑！科学家发现有一种感冒病毒与感染马的一种病毒类似。他们相信几千年以前人们从忠实的马那里染上了这种疾病。也许那就是你的老师嗓子有些沙哑的原因。

一个非常小的发现

你可能感到奇怪，病毒那么微小，科学家是如何设法发现它们的呢？答案是：直到1930年，科学家才看见了病毒，因为当时发明了电子显微镜。这种非同凡响的工具运用一束被称作电子能量的可视信号来显示病毒这样微小的物质。有时候值得把东西往小里想！在此之前，像路易斯·巴斯德这样的科学家认识到有什么东西引起了病毒性疾病，他们知道这东西非常之小，因为它能通过最精密的滤器。

有一种特别的病毒叫做狂犬病毒，巴斯德努力要研制一种疫苗。这是一场战斗，它的结局充满戏剧性，令人震惊……

致命疾病实情档案

名称：狂犬病

基本事实：

狂犬病是一种侵袭像狗、狐狸、松鼠……和人类的病毒。这种疾病迫使动物发狂——狗发疯了，蝙蝠反常，松鼠变得有点神经兮兮。

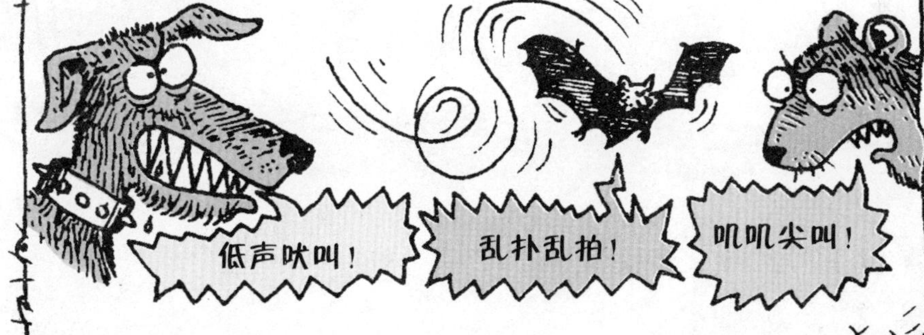

致命细节：

1. 病毒直接进入脑子，阻滞引导吞咽的神经信号。吞咽变成了不可思议的痛苦的事情，满是病毒的唾沫从嘴里直往外淌。

2. 其他症状是惧水（患者害怕喝东西，因为吞咽很痛苦），发高烧。

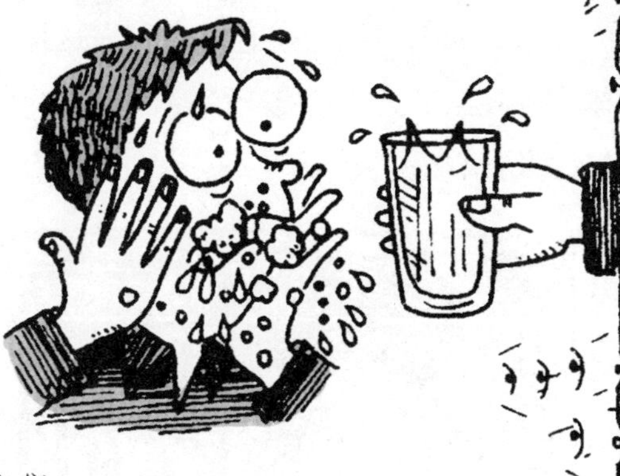

3. 幸亏这种病毒移动缓慢，这样就有时间注射疫苗和抗毒素，在病毒到达大脑之前击败它们。

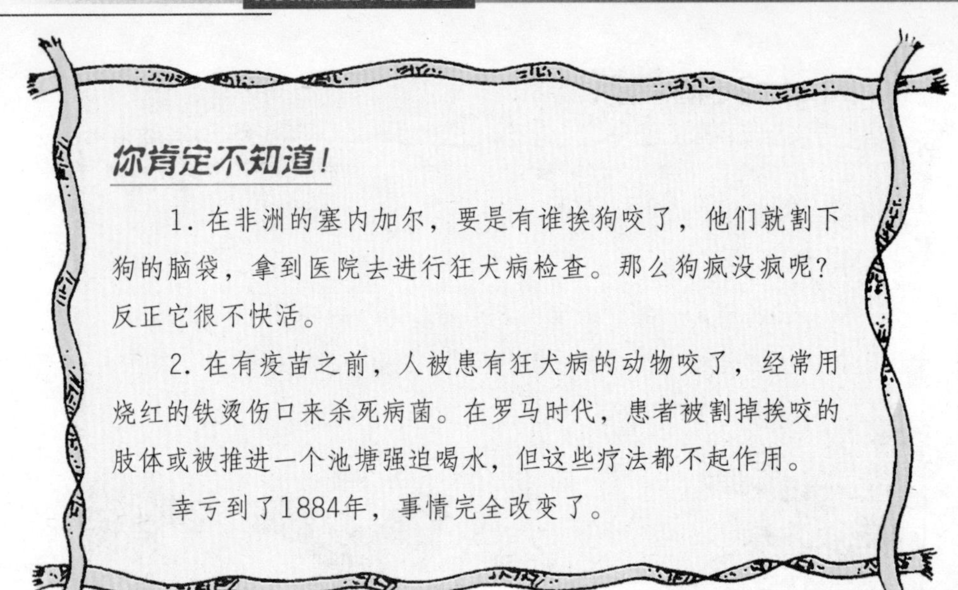

你肯定不知道！

1. 在非洲的塞内加尔，要是有谁挨狗咬了，他们就割下狗的脑袋，拿到医院去进行狂犬病检查。那么狗疯没疯呢？反正它很不快活。

2. 在有疫苗之前，人被患有狂犬病的动物咬了，经常用烧红的铁烫伤口来杀死病菌。在罗马时代，患者被割掉挨咬的肢体或被推进一个池塘强迫喝水，但这些疗法都不起作用。

幸亏到了1884年，事情完全改变了。

是生还是死的问题

1937年 巴黎

快到傍晚的时候，一位年轻的美国女士到了巴斯德研究院的大门前。研究院的人都已经回家了，只剩下一个打扫院子的老人。

“下午好，女士，”他有礼貌地说，“需要我帮忙吗？”

“哦，不，”她说，“我只是来看看……”

那老人大声说：“有许多像你这样的来访者到这儿，不过现在没有别的人在了。”他是个瘦瘦的老人，戴着一顶扁平帽，面颊上留有灰色的胡子碴。

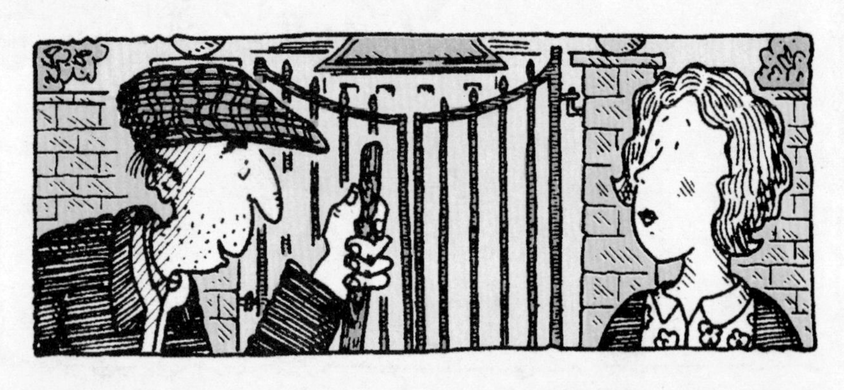

就在这时，轰隆隆响起了雷声，下起了大雨。

“啊不！”年轻女士眼望着天空喊道。

老人耸耸肩：“真难办！我可没法在这样的雨中干活。女士，我能请你喝一杯咖啡吗？”

“为什么不呢？谢谢你。”她微笑着说。

老人把她带到一间狭小的屋子，部分是看管人的住处，部分当做尘封的实验室物品的储藏室。

“也许你对了不起的路易斯·巴斯德感兴趣？”

“我正在接受教师职业培训，下个学期我们要做一个有关他的课题。”

老人露出了微笑，他的眼睛因快乐而模糊了。

“啊，那真是太好了。我记得他的很多事情。”

“没开玩笑吧？你真的认识路易斯·巴斯德！”那位女士大吃一惊。

“不错。也许你愿意听一个有关巴斯德先生的故事？”

老人一边忙着煮咖啡，一边开始讲故事。

“那是在1884年，巴斯德正在研究狂犬病。你知道这种病吗？”

年轻女士发着抖，点了点头。

“当时巴斯德在试验一种采自兔子身上的疫苗，这些兔子死于狂犬病。巴斯德弄干兔子的脊骨，那上面当然满是病毒。

“他这样做是为了减弱病毒，然后他就能将其注射进狗的体内，这样狗就能抵御狂犬病了。

“有一天，一位年轻的女士来敲他实验室的门。她带着她的儿子，那孩子名叫约瑟夫·迈斯特纳，两天前被一只患狂犬病的狗乱咬了一通。”

“一只患狂犬病的狗！哎呀，这太可怕了。孩子的情况很糟糕吗？”

老人一边不慌不忙地回答，一边小心地将咖啡倒进两只有破损的筒杯里。

“那男孩让狗咬了手，咬了腿，全身上下都被咬伤了！他已经没指望了。巴斯德知道他必须用疫苗在孩子身上试一试，要不他就没救了。

“我记得那情景就好像发生在昨天一样。那是个傍晚，实验室的百叶窗都拉下了，屋子里有一股化学药品的气味。巴斯德当时戴着天鹅绒帽子，在助手给孩子注射疫苗时，他在一旁告诉孩子一些注意事项。疫苗注射进去了！这更像是刺进了肚子里！当然这孩子感到害怕，非常非常害怕。但他很勇敢，没有让自己哭出来。”

老人搅着他的咖啡。

“注射了之后，大家能做的就是等待，等待着看这次注射是否起作用，等待着看这孩子是活……还是死。”

沉默良久，只有一声轰隆的雷声将屋子里的沉默打破。

“那孩子死了吗？”那位女士焦急地问。

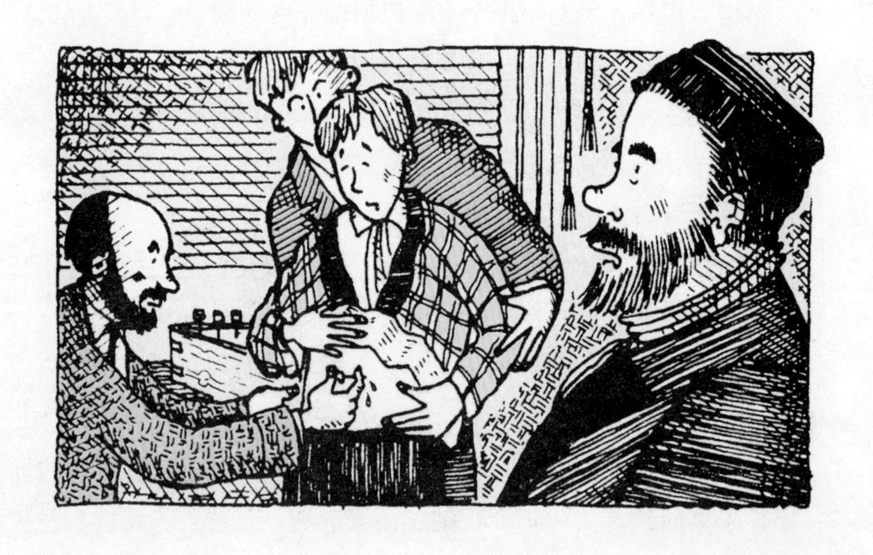

“不，他没有死。事实上，他活着而且很健康！女士，我不想再装了，故事中的那个男孩就是我。我名叫约瑟夫·迈斯特纳！”老人的嗓音发颤了，“路易斯·巴斯德救了我的命。那天晚上我暗自许下诺言，要尽我所能为巴斯德服务。我已在这里干了一辈子，所以你看，我遵守了诺言。”

他的嗓音此时又坚定起来，充满了自豪。当这个名叫约瑟夫·迈斯特纳的老人慢慢地品味香浓的咖啡时，他那满是皱纹的脸上显出了笑意。

更多的凶恶病毒

病毒以各种形状和大小流行（虽说它们都非常微小）。下面的两种情况你可能遭遇过，也可能没遭遇过，照例还是由“冷酷”医生来告诉你坏消息吧。

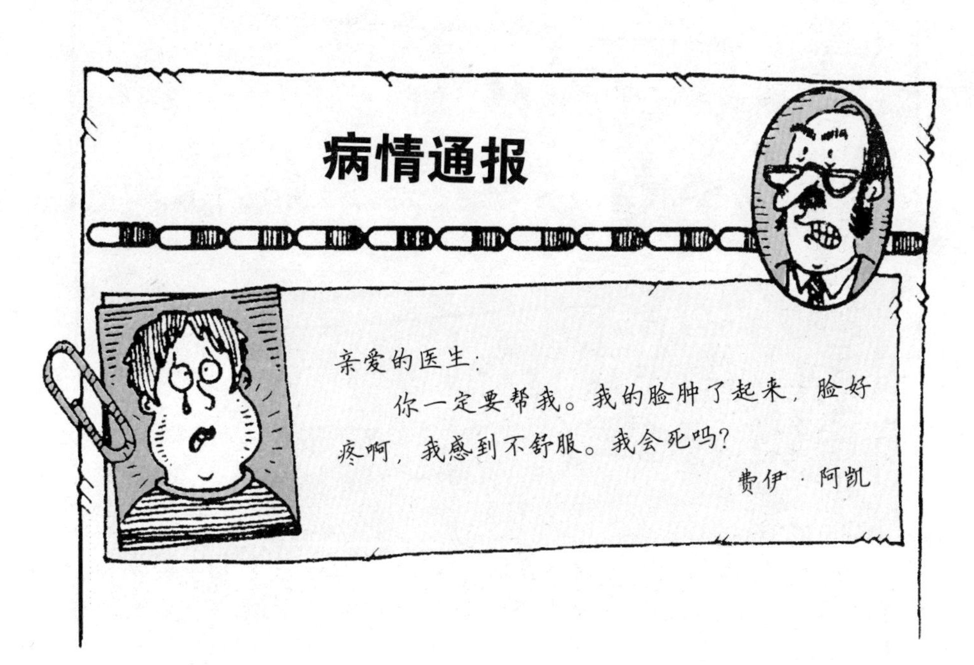

亲爱的阿凯女士：

你得了病毒性腮腺炎。它是由一种病毒引起的，这种病毒感染了你脸两侧制造唾液的腮腺。它自己会好转的。所以躺在床上，吃点止疼药，给受感染的部位保暖。病情好转之前你必须勇敢地面对它。

"冷酷"医生

肿起的腮腺

亲爱的医生：

感谢你的建议。我休息了两个星期，感到好多了，我又有胃口了，就像一匹马那样能吃！

贵伊·阿凯

亲爱的阿凯女士：

你像一匹马那样能吃？要是你不像别人那样坐着用刀叉来吃饭，那你会消化不良的。

"冷酷"医生

亲爱的医生：

我感到不舒服，疼痛、发烧，我的后背、前胸还有额头都长满了发痒的带脓头的点点。

斯波蒂

又及，很抱歉信纸给弄脏了。

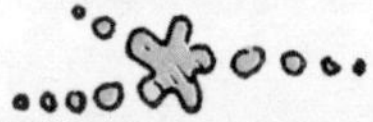

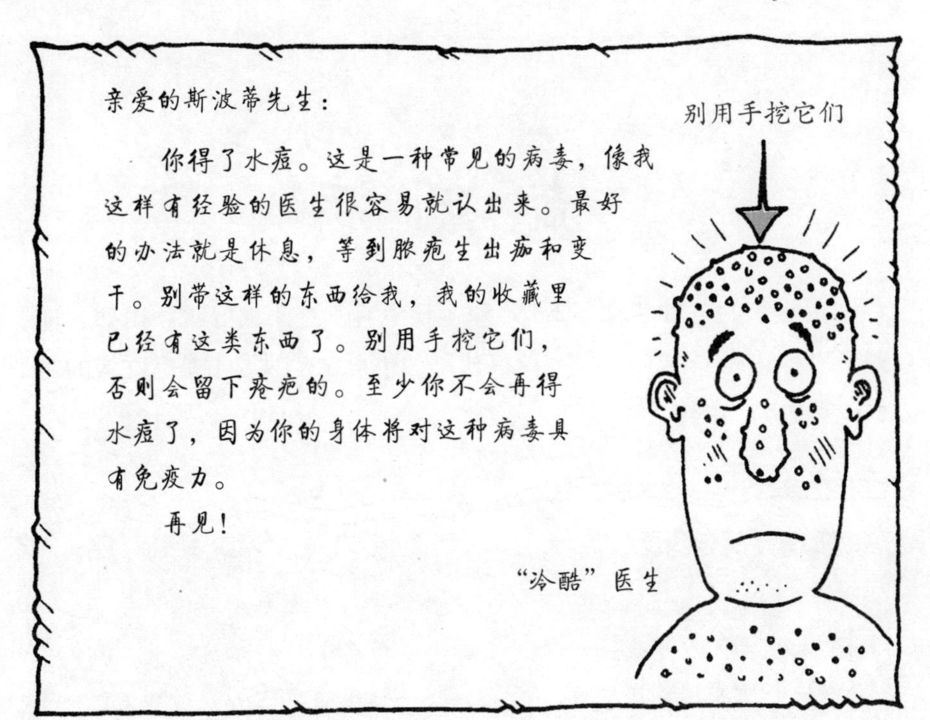
亲爱的斯波蒂先生：

你得了水痘。这是一种常见的病毒，像我这样有经验的医生很容易就认出来。最好的办法就是休息，等到脓疱生出痂和变干。别带这样的东西给我，我的收藏里已经有这类东西了。别用手挖它们，否则会留下疮疤的。至少你不会再得水痘了，因为你的身体将对这种病毒具有免疫力。

再见！

“冷酷”医生

注意，在下一章里，有一种病毒是如此凶恶、如此可憎，竟会让你觉得还不如得水痘。你有足够的勇气读下去……还是打算变成鸡（chicken*）呢？

★ 英文的“水痘”一词为chickenpox，这里拿这个词开玩笑。

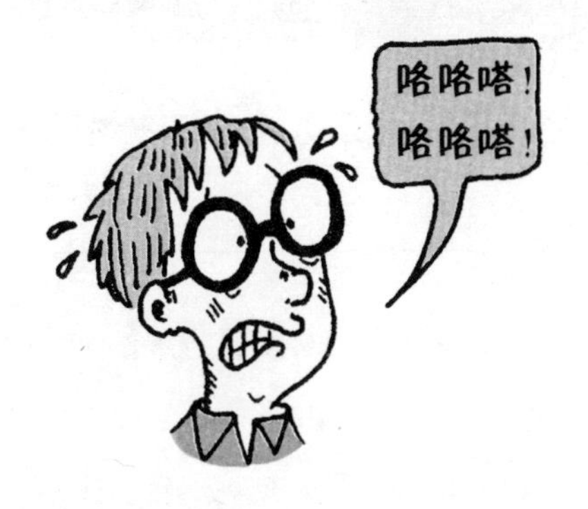

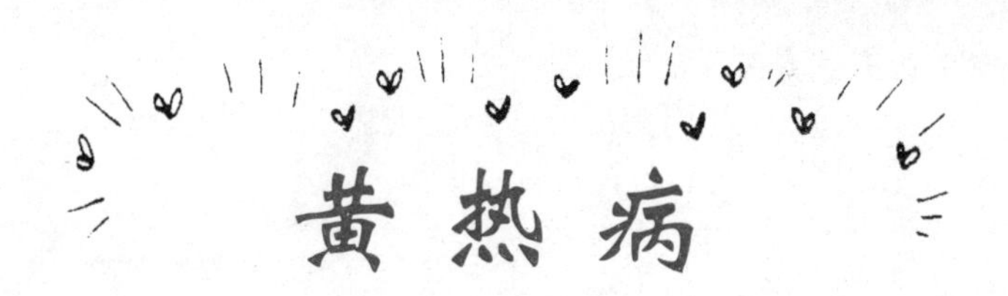

黄热病

黄热病的各种名称不下150种，其中有一些不太好听。比如，你既可以称它为“黄色风波”“黄家伙”，也可以（只要不是在吃饭的时候）称之为“黑色呕吐”。

你肯定不知道！

1740年在牙买加，约翰·威廉姆斯医生宣称黄热病不同于黑水热。黑水热是一种热病（真令人惊奇），得了这种病，你的尿会变成棕色或红色（但通常并不都是黑色的）。当地的医生帕克·贝内特不同意，向威廉姆斯提出决斗。这两个医生都死于这场决斗。

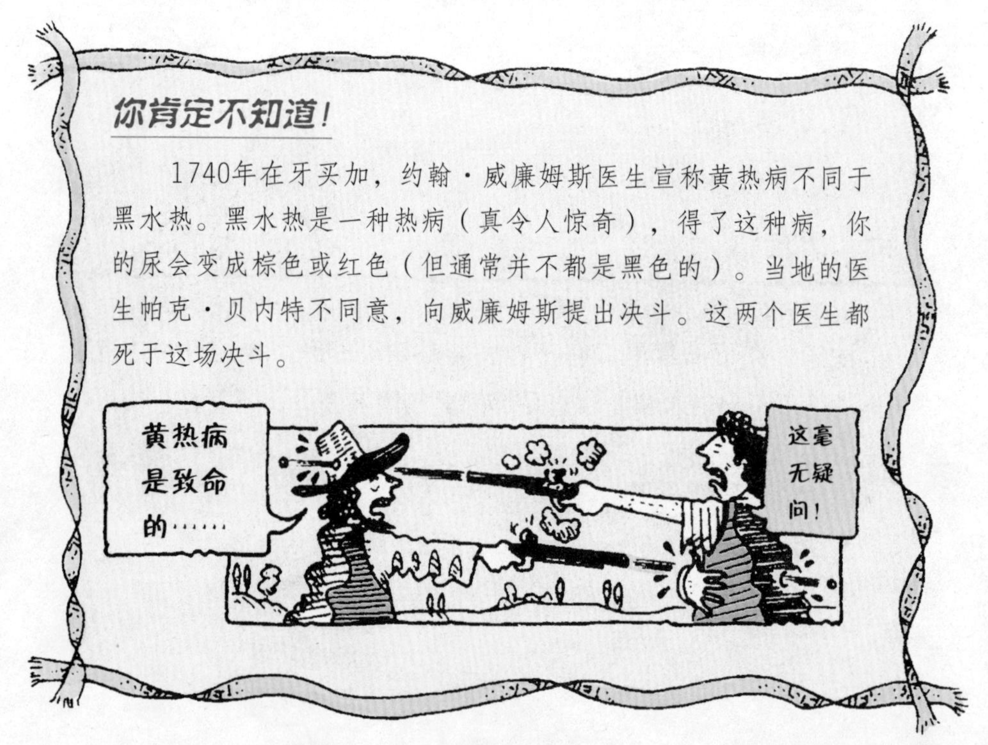

科学注释

威廉姆斯死了，但他说的却非常正确。黑水病其实是由疟疾引起的，它攻击肾。尿的颜色是从血液来的。注意，黄热病的情况甚至更糟糕！你不会在乎得上一回吧？只要不去上学就值得染上一回……

耸人听闻的请假条之三：黄热病

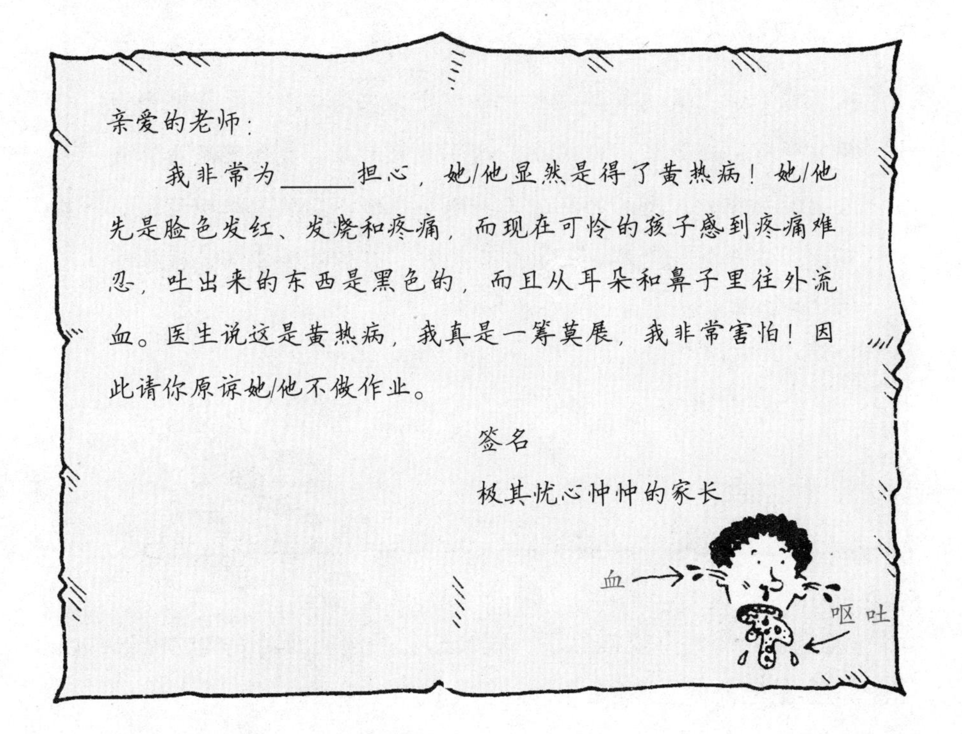
亲爱的老师：

我非常为______担心，她/他显然是得了黄热病！她/他先是脸色发红、发烧和疼痛，而现在可怜的孩子感到疼痛难忍，吐出来的东西是黑色的，而且从耳朵和鼻子里往外流血。医生说这是黄热病，我真是一筹莫展，我非常害怕！因此请你原谅她/他不做作业。

签名

极其忧心忡忡的家长

关于耸人听闻的请假条的说明

1. 黑色是凝结的血液。
2. 这种疾病是由伊蚊传播的。

我们捕捉到了一只这样的小坏蛋，逼它招供……

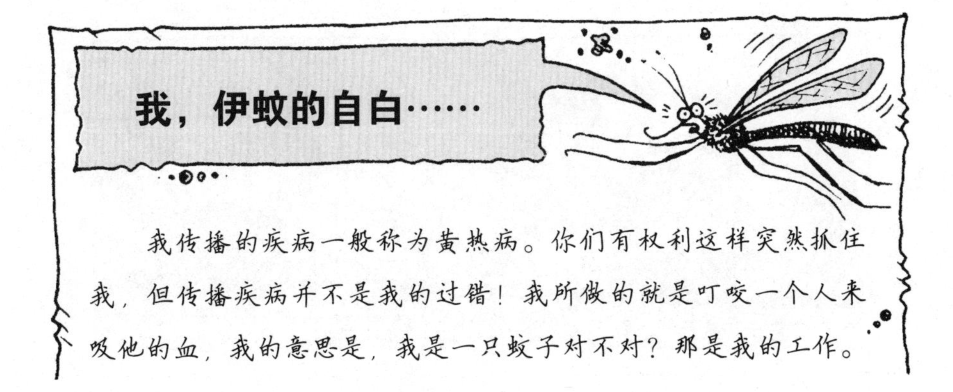

我传播的疾病一般称为黄热病。你们有权利这样突然抓住我，但传播疾病并不是我的过错！我所做的就是叮咬一个人来吸他的血，我的意思是，我是一只蚊子对不对？那是我的工作。

我只是取走一滴血，但并不意味着不构成伤害。要是有谁想捐献点血的话，我通常都是在黄昏时分出来游逛。要是我吸的血有时带有引起黄热病的病毒，这不是我的错。我的意思是，我怎么能知道呢？患者的症状又不明显！哦，症状是很明显的？可我正饿着呢！于是我又去叮别的人，他们就得了病。这很悲惨，你们不会拍死我吧？你们会吗？

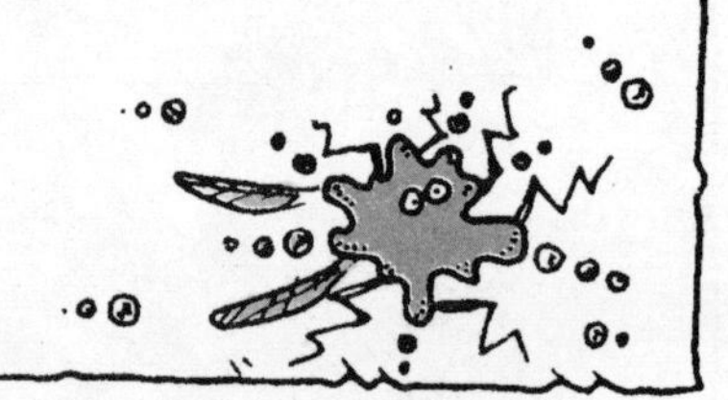

要是黄热病病毒能被抓获，就会送它上法庭面对人类的控告，以下便是案犯记录可能包含的内容。

黄热病病毒罪状

1. 大约是在17世纪，你藏在船上的蚊子体内从非洲渡过大西洋前往美洲。正是你感染了水手，因此有时候船到港时，绝大多数水手都死了。

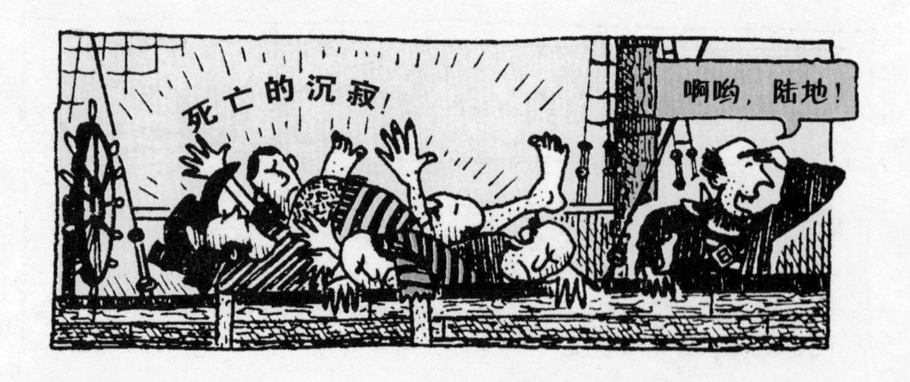

2. 有一次，你在南美杀死了对你不具有免疫力的数百万只无辜的猴子。

3. 正是你，在美洲、加勒比海甚至欧洲部分地区引发了致命的传染病。比如，1802年，你在海地杀死了23 000名法国军人。1812年，你在西班牙杀死了六分之一的巴塞罗那市民。

4. 在19世纪40年代你造成了巨大的恐慌，美国孟菲斯的居民居然考虑要放弃他们那黄热病横行的城市，将其彻底焚毁。

愚蠢的医生

1. 医生们照例对黄热病感到迷惑不解。开始时他们认为它是由难闻的气味造成的。

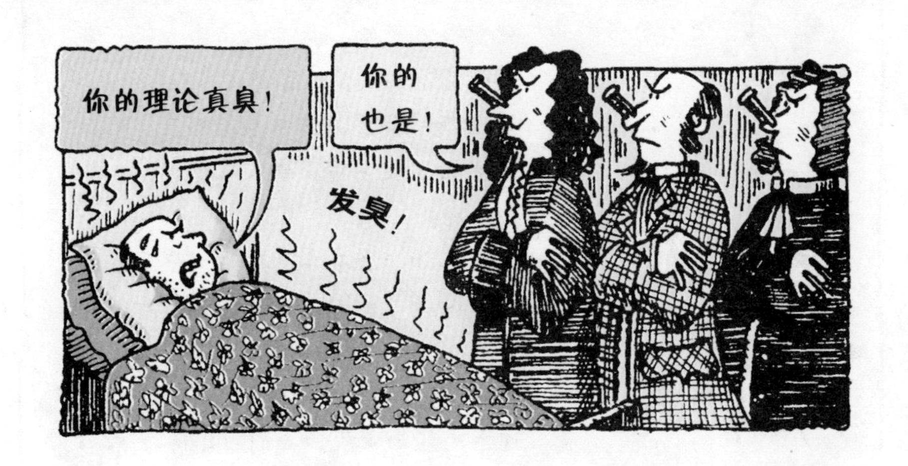

18世纪90年代的费城，那里每年都遭受这种疾病的摧残。本杰明·拉什把责任归咎于码头上腐烂的咖啡豆。但这种理论连一粒咖啡豆都不值。

2. 有位弗思医生确信这种疾病不会像流感那么传染，他真的喝下了一个患者令人恶心的黑色呕吐物，他还给自己注射了患者的血液。按说他会得上这种病，但他确实没有传染上——也许是因为病毒比较弱。但是，千万别在家里尝试这种事情。

科学家们也在密切关注着黄热病。1900年，美国陆军的乔治·斯登堡派了一个科学家精英小组去古巴调查这种疾病。既然那么多人都无功而返，他们会成功吗？他们由军医沃尔特·里德带领。他递交给乔治的报告，就是以下这个样子……

四人大战黄热病

哈瓦那　1900年6月

亲爱的乔治：

我刚才和其他人聊了一下。

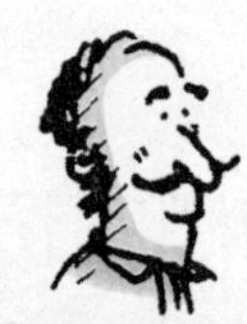

这些人中有阿里斯蒂德斯·阿格莱芒特，他就是本地人，是黄热病的专家，事实上他研究这种疾病已经两年了！

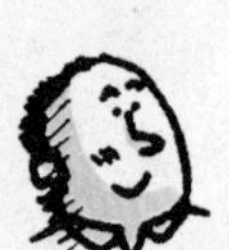

詹姆斯·卡罗尔出生于英格兰，他在美国陆军已服役多年。他人很稳重，工作很努力。

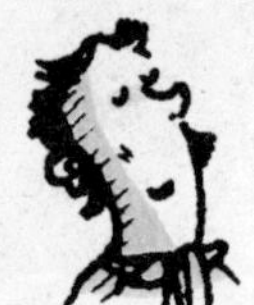

还有杰西·拉齐尔，他是阿格莱芒特的好友。他有点赶时髦却挺深沉，待人很友好。

哦，还有我，沃尔特·里德，这个小组的领队。我们相处得不错。

沃尔特·里德

但愿我们能找到黄热病的病因。现在我们在哈瓦那寻找线索。首先我们打算做的就是找那个名叫卡罗尔·芬利的家伙核实一下。他是当地的医生，他推测这种疾病是由受感染的蚊子传播的，但他还不能证明这一点。

代我问好！

沃尔特

卡罗尔·芬利

1900年7月

亲爱的乔治：

在军队驻地发生了奇怪的事情。被关在卫兵室里的一个士兵死于黄热病，但其他关在里面的人却没有得病。

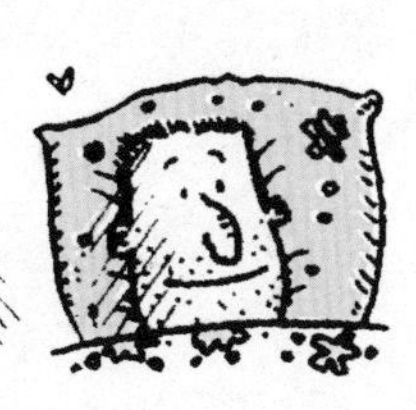

有的士兵在黄热病患者的床上睡过，床单上还留有已经干了的呕吐物和粪便的斑斑污迹（士兵们不太讲究）。但他们也没有染上这种病！真该死！知道我在想什么吗？我猜测黄热病不像一般的病是由人与人接触或人与身体排泄物接触染上的。

如果是这样的话，芬利可能是对的，是讨厌的蚊子对这些患者干了什么？杰西·拉齐尔捉了不少只蚊子，让它们去咬志愿者，可到现在为止还没有人得上黄热病——真见鬼！

我会一直给你写信的。

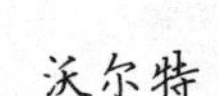

沃尔特

1900年9月

亲爱的乔治：

你已经知道我回到了美国，但我一直保持与其他人的联系，因此能向你报告一个成功——可以说是个成功的消息。芬利和拉齐尔在实验室里，杰西演示蚊子是如何咬一个人的。

“别以为这一只是饿了。”拉齐尔说。

“也许它会叮我一口。”芬利说，可以肯定它这么做了。连我的听诊器都吓得发抖！芬利不得黄热病才怪呢！

请注意，这不是开玩笑，他会死的。

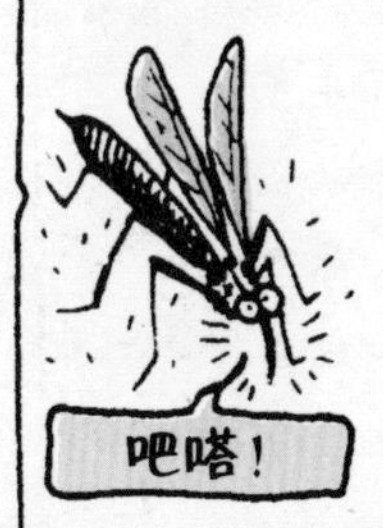

我们只好把这个试验再做一次。我们还有蚊子，它的小肚子饿得咕噜响。幸好驻地里有一个傻里傻气的名叫威廉·迪安的士兵，他自愿挨蚊子叮咬。

5天以后……

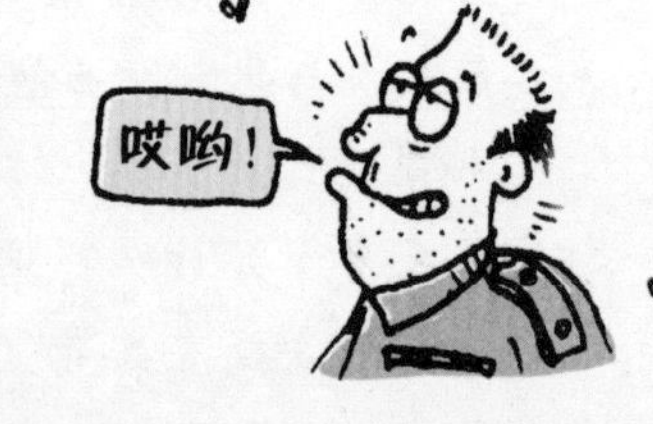

我们就听说迪安得了黄热病！

他说自己肯定是吃了什么东西给闹的！这证明蚊子传播黄热病。

终于成功了！

沃尔特

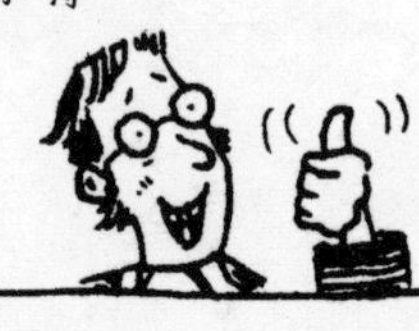

非常发现

1. 这些科学家证明了蚊子传播黄热病，可命运要起了残忍的伎俩。几天以后，杰西相当偶然地也被蚊子叮咬了，尽管芬利和迪安活了下来，但杰西却死了。令人痛心的是，他并非唯一一个死于这种致命疾病的科学家。

2. 日本科学家野口英世（1876—1928）以为黄热病是由细菌引起的。他甚至研制出一种针对这种细菌的抗生素——当然对黄热病病毒不起作用。1928年，野口在非洲研究黄热病时死于这种疾病。

3. 1927年，爱尔兰医生艾德里安·斯托克斯（1887—1927）在非洲试图证明黄热病与猴子的关系时染上了病毒。他继续把自己当做试验品做有关猴子的实验。结果证明蚊子能够在猴子和人之间传染这种病，随后他就死了。

我知道了……啊！
啪嚓！

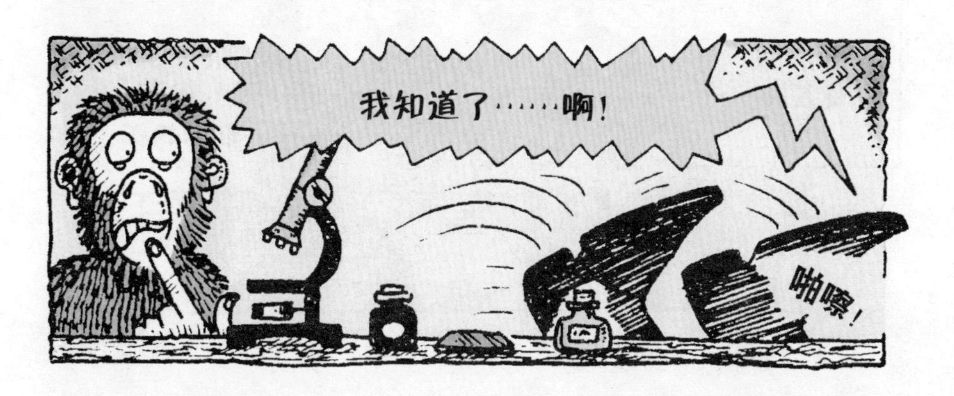

4. 1936年以前，科学家们未曾研制出黄热病疫苗。到了1936年，一种取自非洲青年阿西比身上的病毒表现得非常弱，它不再能引起疾病，却能使人体具有免疫力。从那时起，由阿西比的病毒研制成的疫苗拯救了数百万人的生命。

“飞马”戈加斯

由于已经掌握了有关伊蚊传播黄热病的关键信息，科学家们就着手打击这个新出现的敌人。美国少校沃尔特·戈加斯的决心超过任何人，这完全是出于他个人的原因。

假如你对我的故事不感兴趣，那就赶快走吧！

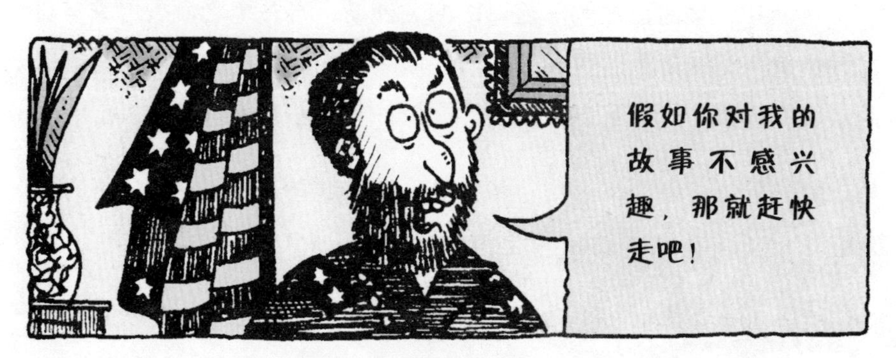

当戈加斯还是个年轻军官时，上校的女儿染上了黄热病。上校命令戈加斯准备在女孩葬礼上的讲话。而实际上她恢复了健康，戈加斯却得了这种病。女孩便来照顾他。他们彼此相爱并结了婚。

戈加斯，你真帅！
亲爱的，这鲜黄色★正和你相配。

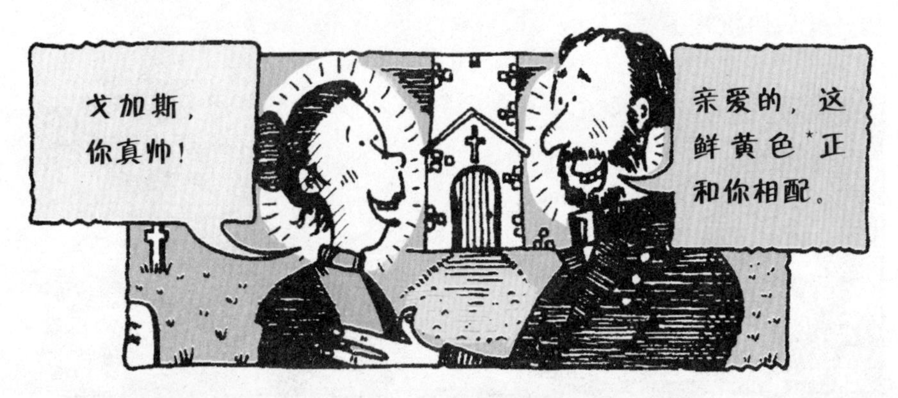

★ 黄热病患者的症状之一是出现黄疸。

19世纪80年代，一个法国人想修建跨越巴拿马地峡（南北美洲之间的狭窄地段）的运河。他没有成功，因为当时有52 816名劳工得了黄热病。1904年，美国人决定进行这项工程……

嘿，伙计们，现在我们要接管了。
欢迎你们，再见了！

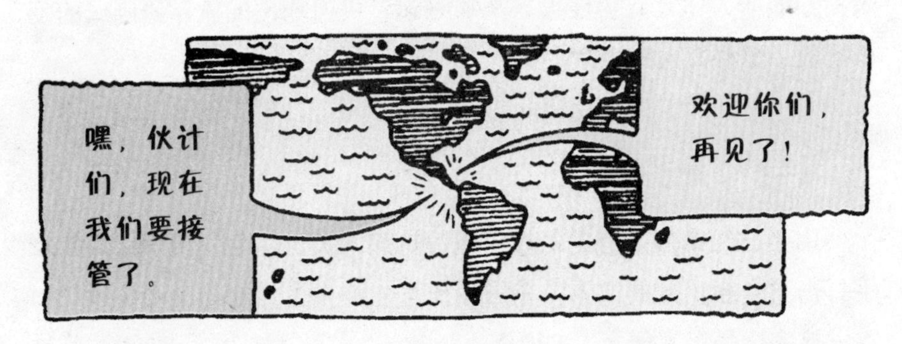

1904年，当时已成为一流军医的戈加斯，奉总统之命去巴拿马打击黄热病。戈加斯派遣数千人投入这场战斗。他想把油倒入所有开放的水域，这样蚊子就无法产卵；把灌木烧掉，这样蚊子就无处藏身。

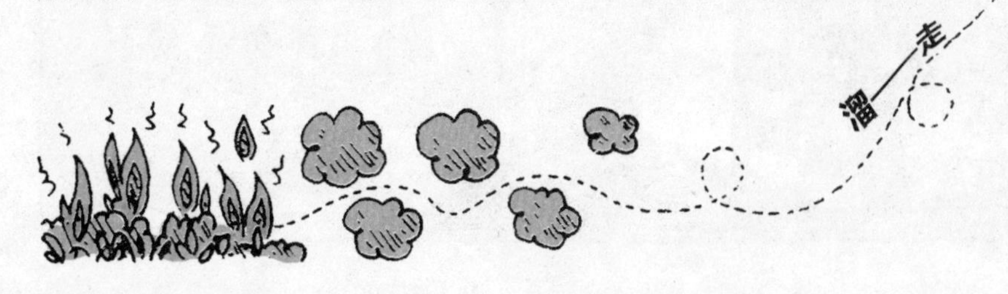

戈加斯必须面对来自美国陆军的他的上司们的反对。

戈瑟尔斯上校总是抱怨。

每杀一只蚊子要花美国政府10美元！
那些值10美元的蚊子，也许有一只会叮上你！

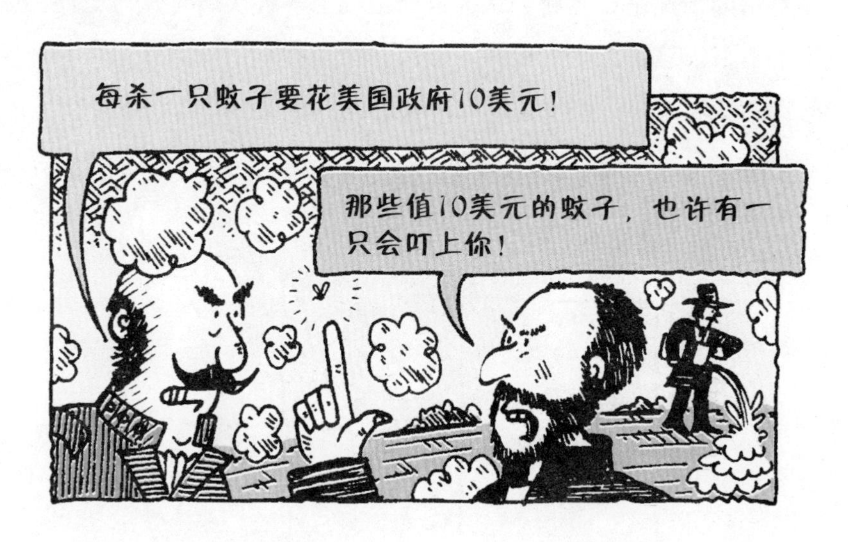

1906年，巴拿马不再有黄热病了，那条运河完成于1913年，这是人类第一次决定了一种致命疾病的命运，并且大获全胜！

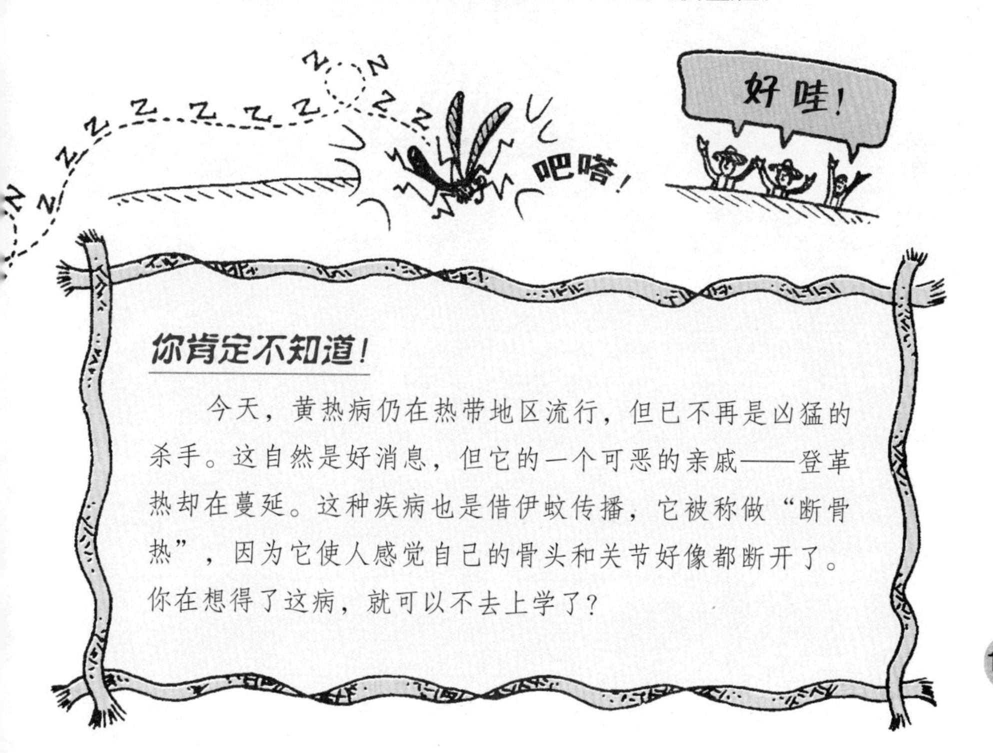

你肯定不知道！

今天，黄热病仍在热带地区流行，但已不再是凶猛的杀手。这自然是好消息，但它的一个可恶的亲戚——登革热却在蔓延。这种疾病也是借伊蚊传播，它被称做“断骨热”，因为它使人感觉自己的骨头和关节好像都断开了。你在想得了这病，就可以不去上学了？

终于有好消息了……

经常的情况是，当我们认为自己击败了一种疾病时，另一种疾病就冒了出来。这有点令人担忧，是吧？这里有一个好消息：有一种致命的疾病已经被我们不折不扣地击败了——永远地击败了！

读下一章，你将在胳膊上真的挨一针！

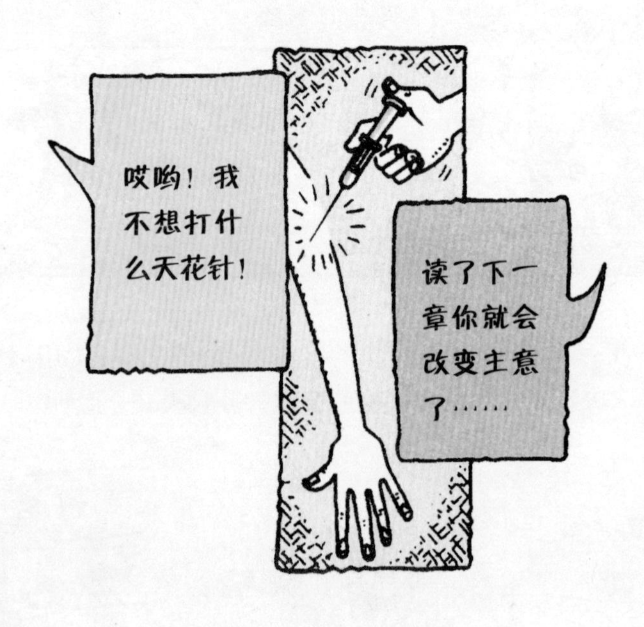

天花的覆天

病菌与人类之间的激烈战斗已经持续了数千年。这是一场就双方而言都没有仁慈可言的战争，数以百万计的人和数以百亿亿计的病菌死去了。在这个过程中只有一次人类取得了决定性的胜利，那就是战胜了天花。可这种疾病是什么样子的呢？

要是你出过麻疹的话，你就该知道天花是什么样子了。你能把麻疹往坏里想一百倍吗？要是你无法想象，最好还是读读以下内容……

耸人听闻的病假条之四：天花

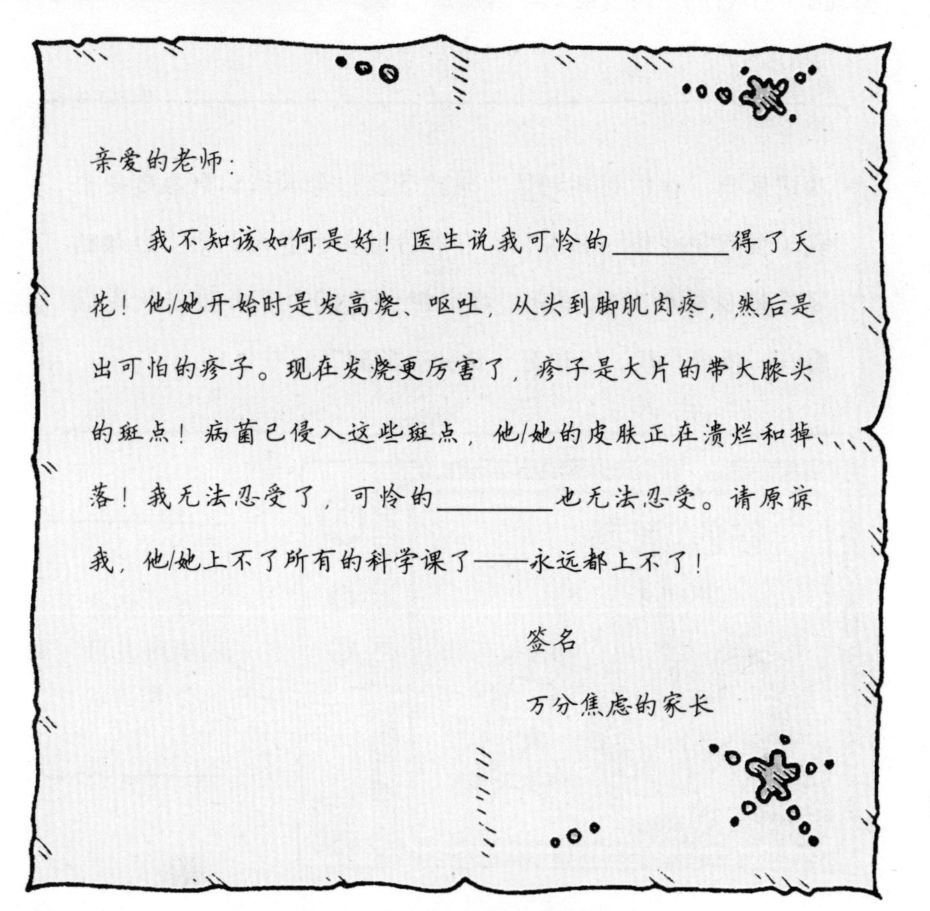

亲爱的老师：

我不知该如何是好！医生说我可怜的________得了天花！他/她开始时是发高烧、呕吐，从头到脚肌肉疼，然后是出可怕的疹子。现在发烧更厉害了，疹子是大片的带大脓头的斑点！病菌已侵入这些斑点，他/她的皮肤正在溃烂和掉落！我无法忍受了，可怜的________也无法忍受。请原谅我，他/她上不了所有的科学课了——永远都上不了！

签名

万分焦虑的家长

关于耸人听闻的病假条的说明

1. 就像麻疹一样，天花也是由一种病毒引起的。形状像砖的天花病毒被称做痘疮。

2. 病毒可以通过接触疮痂和受感染人的呼吸传播。假如你的学校暴发了天花，必须把整个学校封闭数月。

3. 很不幸，我的意思是很幸运，没有人再得天花了（你会找到其中原因的）。这样，你的老师不会相信你的病假条，然后，他（她）就会意识到其他所有病假条也是捏造出来的。

你的死期到了

天花肆虐的时代，这种疾病杀死了几百万人。我很好奇“你的死期到了”节目的主持人能采访出什么内容。

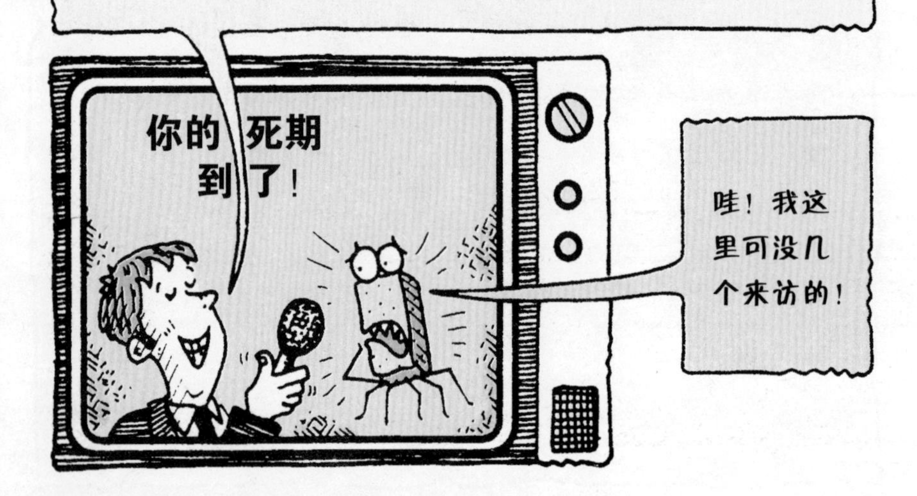

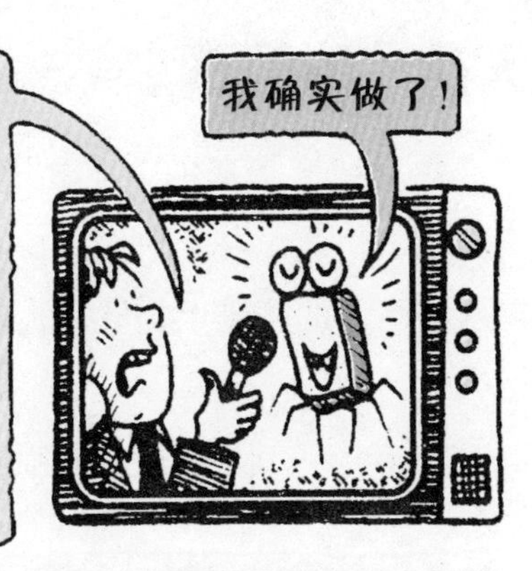
没有人知道你是从哪儿来的。但在你的时代，你与王族的关系倒是非常密切的。据说你确实利用与他们的关系来杀人。这里有请你的王族朋友……进来吧，诸位陛下！
我确实做了！

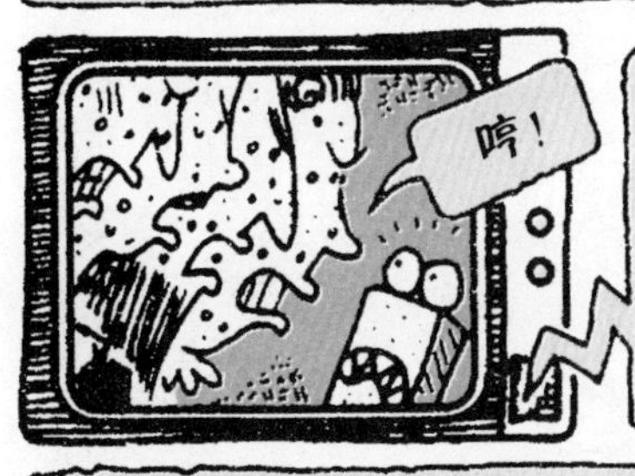
哼！
埃及国王拉美西斯五世（死于公元前1157年）、英格兰女王玛丽二世（死于1694年）、俄国沙皇彼得二世（死于1730年）和法国国王路易十五（死于1774年）。
西班牙国王路易斯一世（死于1742年）和印加皇帝哈瓦伊纳-卡帕克（死于1526年）。
这很高兴又见到你们了，伙计们。

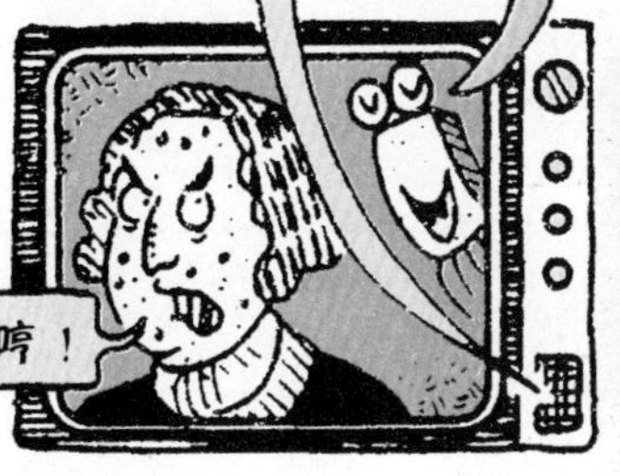
你的疮痂使许许多多的人都留下瘢痕，其中包括乔治·华盛顿。
是的，我在历史上留下了我的痕迹。
哼！

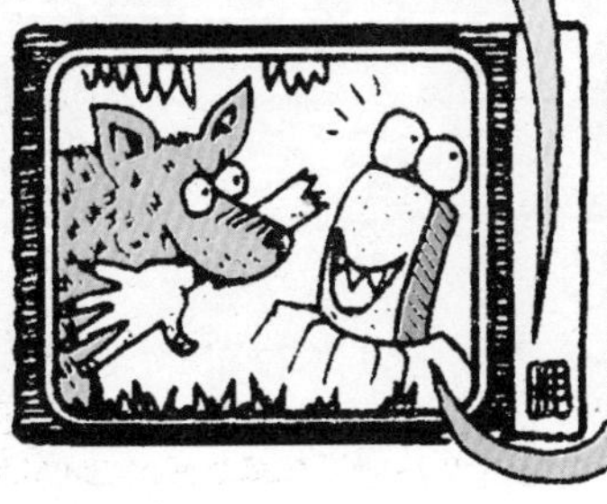
你的影响遍及全世界。1886年在埃塞俄比亚，得了天花的人被扔下喂鬣狗。
对动物我总是那么心软！

天花造成的不幸

最早研究天花的人士之一是一位阿拉伯医生阿布·巴克尔·穆罕默德·伊本·扎卡利亚（860—932），人们叫他奥尔-瑞泽斯，他在观察患者的基础上描述了天花与麻疹之间的区别。若是你有疑问的话……

1. 麻疹在其早期使你打喷嚏，使你鼻子发红。

你看，这种样子的人并没有得天花。

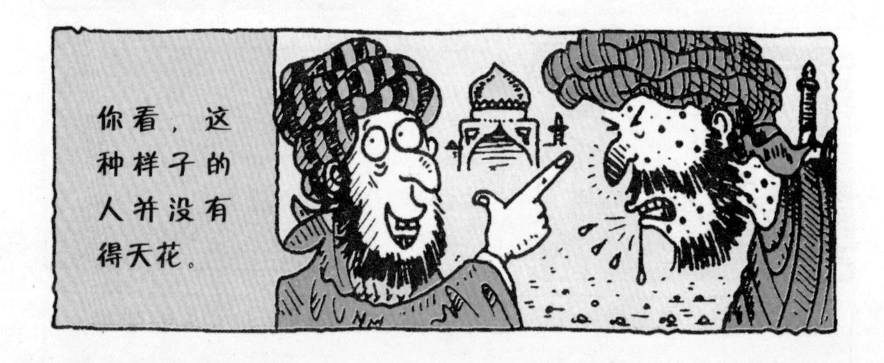

2. 麻疹斑点比天花斑点要小，而且不会有疮痂。

3. 由于得麻疹，你的嘴上也会出现白色的斑点。瑞泽斯写了200本书，大多数是关于哲学和宗教的——不过他的宗教观点触犯了当局政府。当局命令用瑞泽斯写的书打作者本人，直到书被打烂了，或者他的脑袋被打破了。

砰！
哎哟，真希望这些书不是硬壳的。

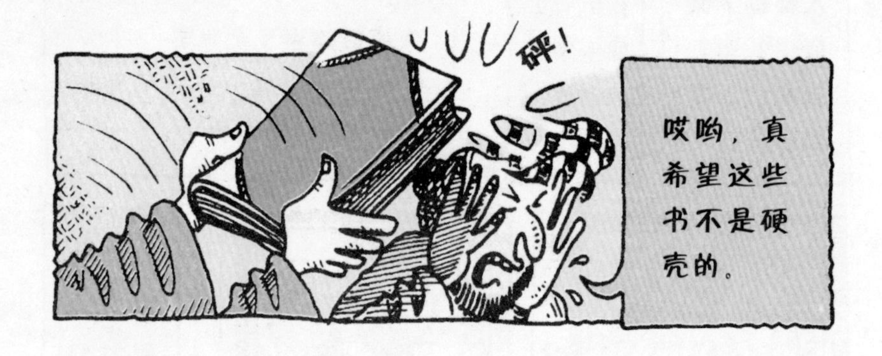

不幸的是瑞泽斯的头不像他的书那么厚实，他的大脑受到损伤，眼睛失明了。

天花西行

天花于1521年到达美洲时，引发了人类历史上最大的灾难，相比之下，黑死病就显得微不足道了。这种疾病是欧洲人带过来的。许多欧洲人染上了这种疾病，但他们的身体对它有免疫力，而美洲本土的人以前从未碰到过天花（连麻疹、流感这样的欧洲疾病也没碰到过），所以这次他们无法幸免。

他们对如何治疗这种病也不比欧洲人更有办法。当地的治疗方法是发汗，然后跳进冰冷的水里——这只会加速死亡（注意，一些学校仍在沿用这种做法——美其名曰“游泳课”）。

你的外号是“奔熊”吗？
这些天我都穿着衣服躺在床上，想奔也奔不了。

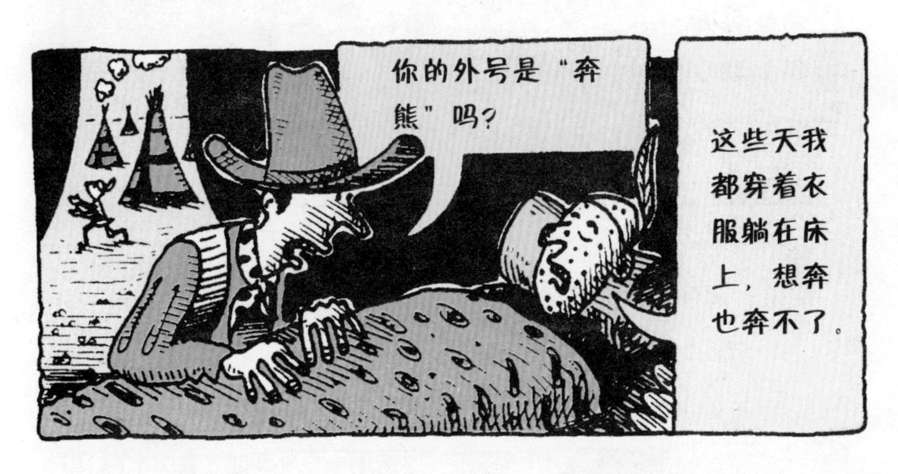

天花在美洲横行霸道了200多年，就像履带拖拉机压过一块种卷心菜的菜地。可能总共有1亿人死于这种疾病。

天花受挫始于中国和土耳其各自形成的一种习俗。它被称做接种，它的含义是让人轻微地得病以提高免疫力。这有点像注射疫苗，但接种时病毒是活着的。历史上曾有一位非凡的女士致力于将这种习俗推广到全世界……

科学家画廊

玛丽·沃利·蒙塔古（1689—1762） 国籍：英国

玛丽有充足的理由恨天花。她才貌双全，26岁时天花降临到了她的头上，脸上留下了可怕的瘢痕。在此之前，她父亲曾想把她嫁给一个非常乏味的名叫克洛特沃西的人。玛丽不同意，她父亲便把她锁在家里，让她的妹妹们监视她。你看，当妹妹的有时候也挺坏的……

那个克洛特沃西配不上我！

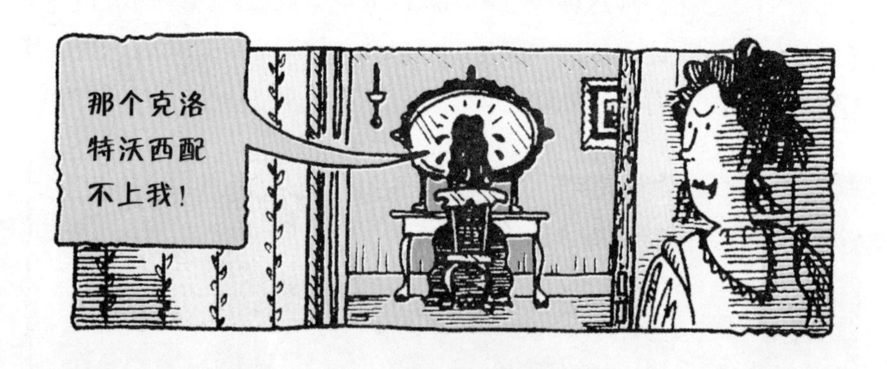

后来，玛丽跟着她那非常自负的男友爱德华·蒙塔古逃跑了。爱德华当上了驻土耳其大使。

爱德华，这样的冬天我可再也忍受不了了。
你觉得这个圣诞节去土耳其过怎么样？

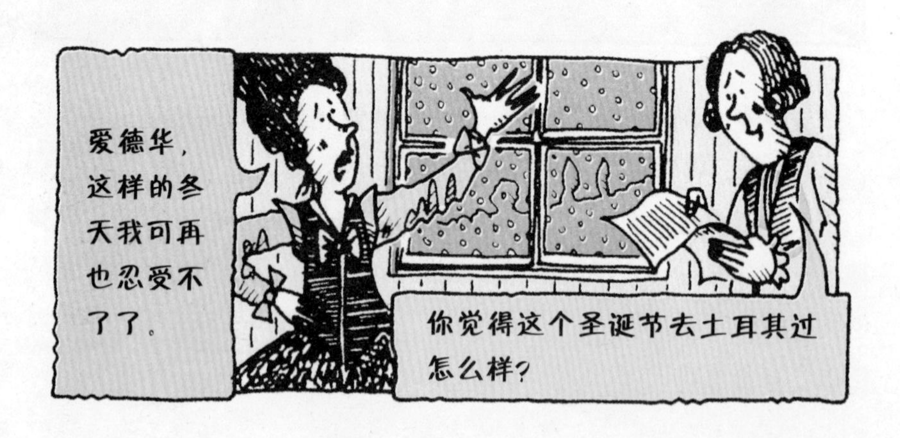

正是在土耳其，玛丽无意中发现了接种的习俗。她给在英格兰的朋友萨拉·奇兹威尔写了这样的信……

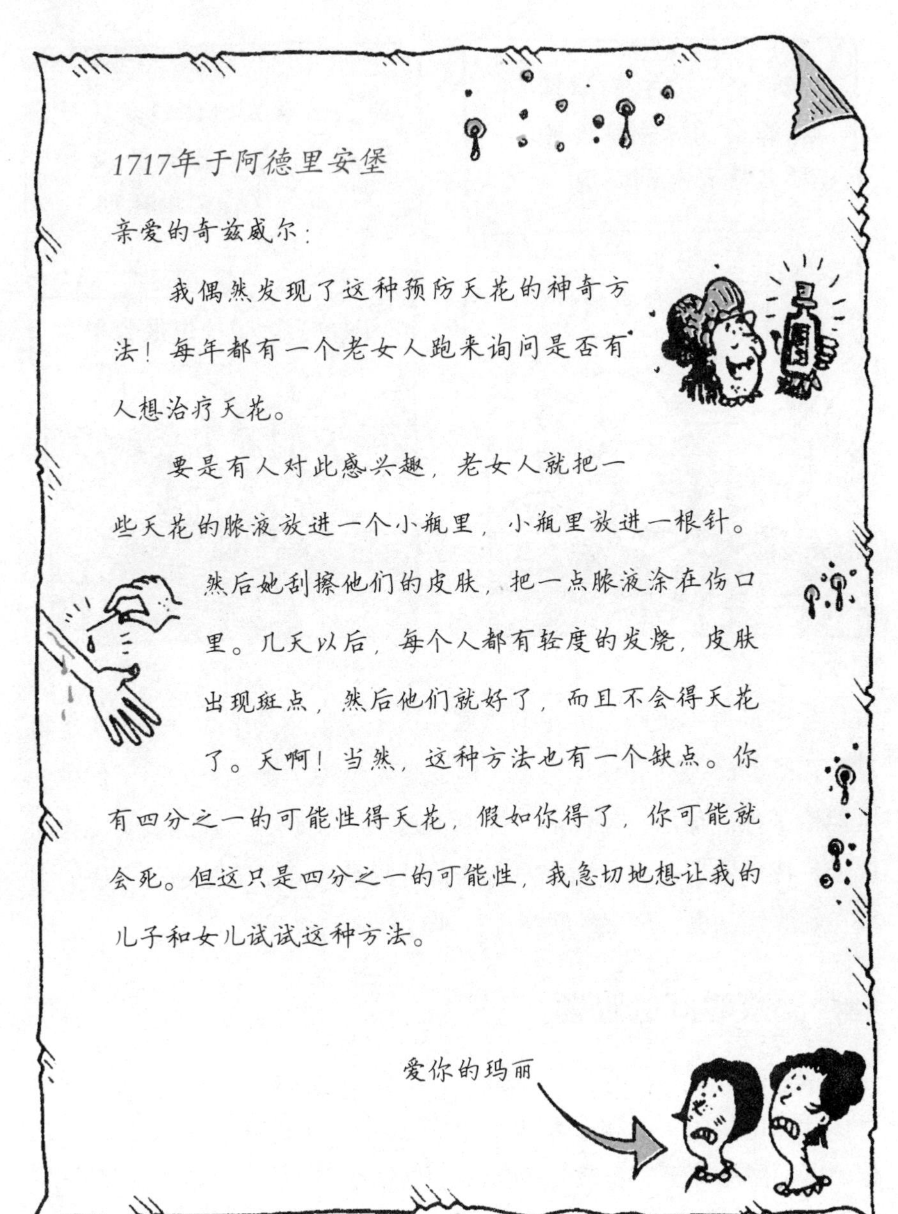
1717年于阿德里安堡

亲爱的奇兹威尔：

我偶然发现了这种预防天花的神奇方法！每年都有一个老女人跑来询问是否有人想治疗天花。

要是有人对此感兴趣，老女人就把一些天花的脓液放进一个小瓶里，小瓶里放进一根针。

然后她刮擦他们的皮肤，把一点脓液涂在伤口里。几天以后，每个人都有轻度的发烧，皮肤出现斑点，然后他们就好了，而且不会得天花了。天啊！当然，这种方法也有一个缺点。你有四分之一的可能性得天花，假如你得了，你可能就会死。但这只是四分之一的可能性，我急切地想让我的儿子和女儿试试这种方法。

爱你的玛丽

玛丽的孩子们都活下来了。玛丽女士于1718年回到英格兰之后，建议她的朋友威尔士公主的女儿们采用这种预防方法。公主不太相信，于是玛丽建议做一个惊人的试验。七个等待死刑处决的罪犯有机会做一次极不寻常的抉择……

你们要么让我们用带天花脓液的针刮破皮肤，要么接受死刑处决。
可我害怕针！

要是试验失败你们会死于天花，可要是试验成功了，就免了你们的死刑。
这很公平！

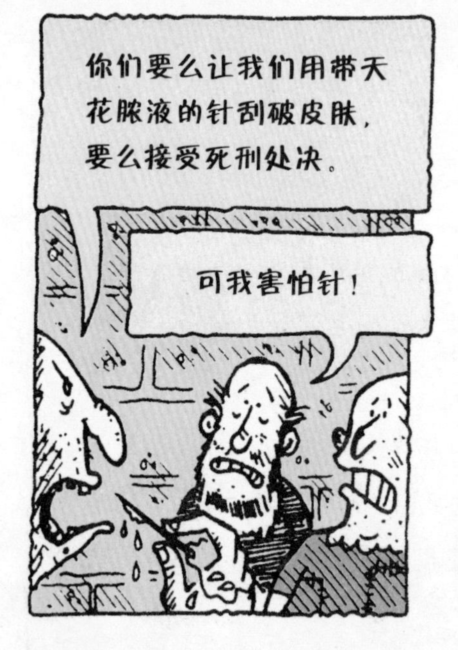

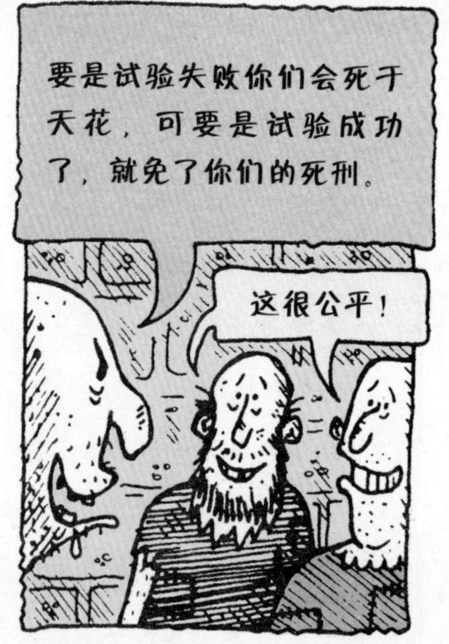

你也很想参加吗？罪犯们总算都活下来了（其中的一个事实上得过天花了，已经具有免疫力了，但他瞒着没说）。王族的孩子们也安全地接了种。玛丽一举成名，虽说不是每个人都喜欢她那盛气凌人的样子。诗人亚历山大·蒲柏写了几首冒犯她的诗，于是她买了他的书塞在她的便盆里。后来她吹嘘说，她对着蒲柏放屁。

老师喝茶时间的难题

要特别注意这一点：知道吗？要是你想试试这个难题，就等于把自己开除出学校了。猛敲教师办公室的门。当门吱吱嘎嘎打开时，朝你的老师甜甜地笑笑，然后问：

我能看看你的天花接种瘢痕吗？
你说什么？

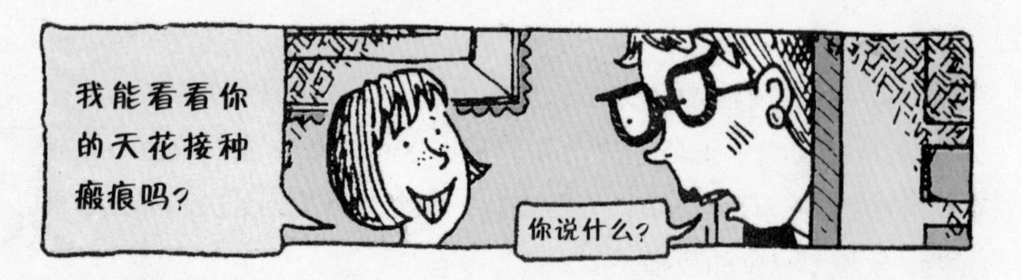

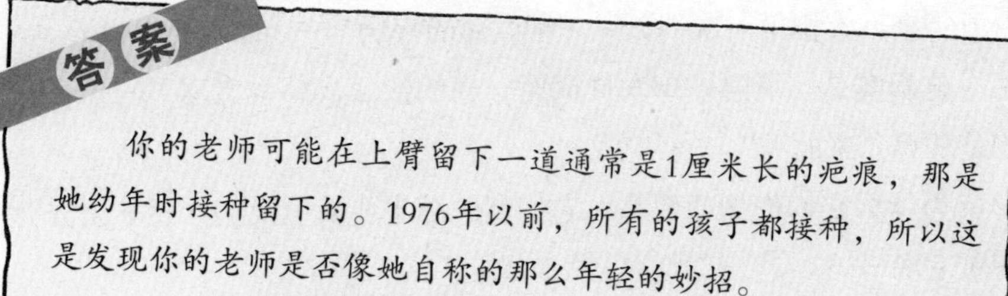

天花西行（这一次是一去不复返了）

1796年，詹纳发现接种牛痘可以抵抗天花（回想一下第53页的有关内容），这样就有了不让人染上天花的可能。天花不像鼠疫，这种疾病并未隐藏在野生动物之中，它也不像黄热病那样借昆虫传播。这种病毒只生存在人中间，要是每个人都接种了，那么这种病毒也就灭绝了。1966年，按照俄国科学家的建议，世界卫生组织真的开始这样做了。

由美国医生唐纳德·亨德森率领，650名世界卫生组织的医务工作者在全世界清除天花。在巴西，一位医生被绑架了，但在他被释放之前，他坚持给绑架自己的人接种以抵御天花。

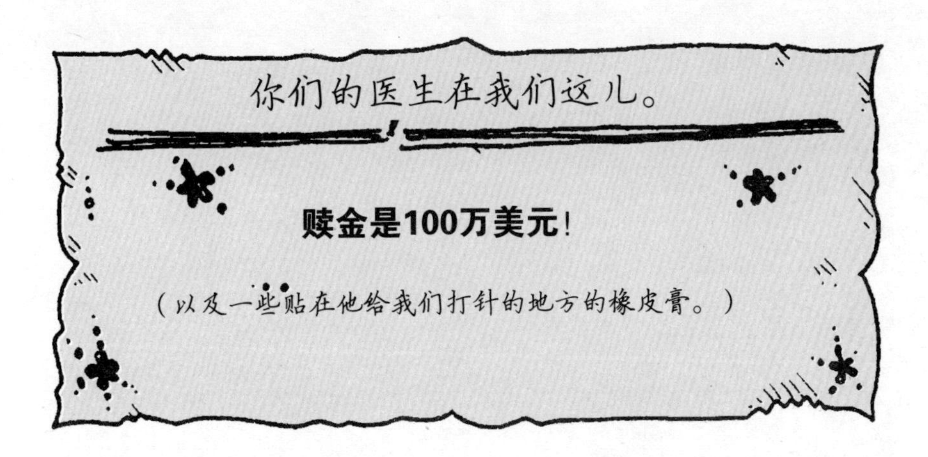

另一位医生被美洲土著人的箭射死。这种疾病最终仅在索马里和孟加拉国出现过，人们终于在1980年等来了期待已久的宣告。天花已被清除出了地球表面（虽说有少量的样本保存下来供研究用）。数百万年来，人们第一次消灭了一种致命的疾病！

这确实是好消息。但与此同时，新的致命疾病也出现了——可它们是从哪儿来的呢？

为什么它们都如此邪恶？它们真的总想要找上我们？读下去你会有所发现……

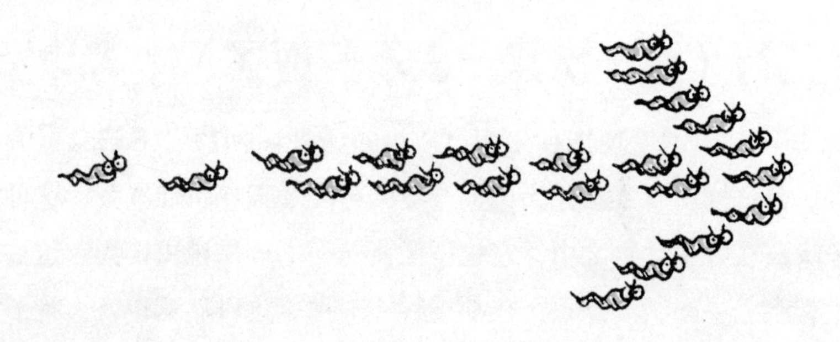

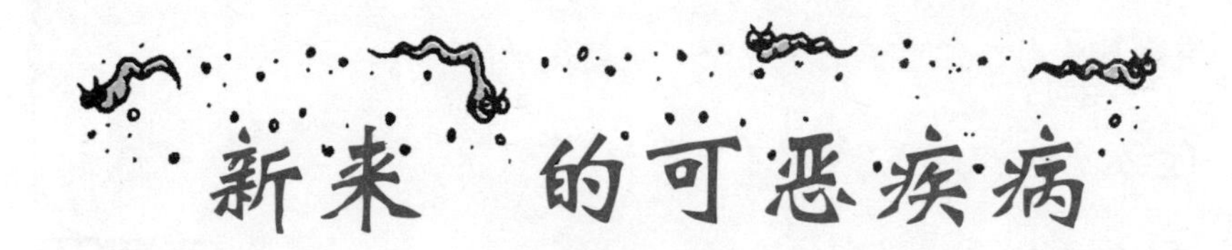

新来的可恶疾病

恐怕有关某些新疾病的情况读起来相当令人伤心。“冷酷”医生倒是很乐意整合出一份有关某些罪大恶极者的完整档案……

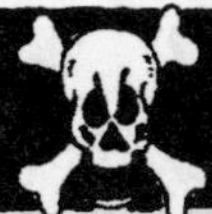

严重警告!

读者可能需要在这个地方用手帕捂住鼻子和嘴。你不想冒险染上什么可恶的东西，是吧?

歹徒示众厅

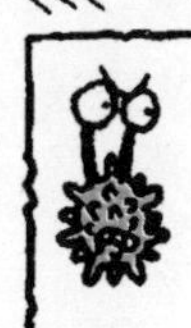

通缉杀人犯

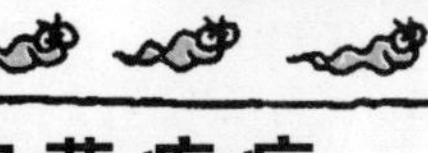

细菌疾病

军团病

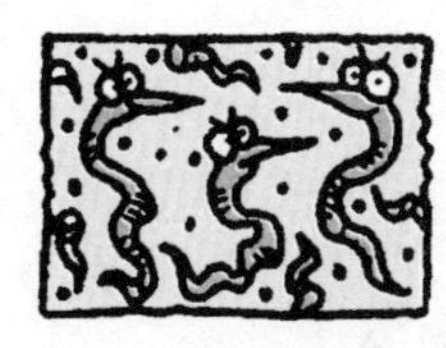

首次报告出现: 1976年在美国的费城。

已知罪行: 杀死住在一个旅馆里的美国军团前成员。从那时起这种病在地球上到处出现。我想进一步研

“冷酷”医生的按语

我反对用轻松愉快的笔调去描述严重的实际情况。不要让别人以为这是一本有幽默感的出版物。

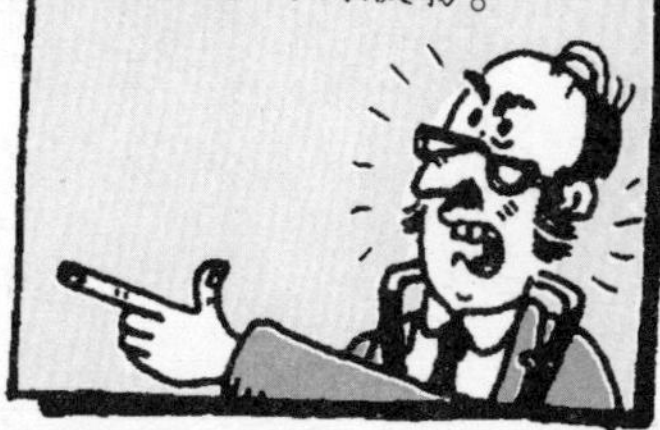

究这种疾病，但遗憾的是我没有碰到这样的病人。

行动方式：攻击肺部并引起发烧。

已知同伙：病菌生活在一种原虫体内，而这种原虫则住在淋浴龙头和空调系统里。

危险系数：还很少见，可以用抗生素对付它。

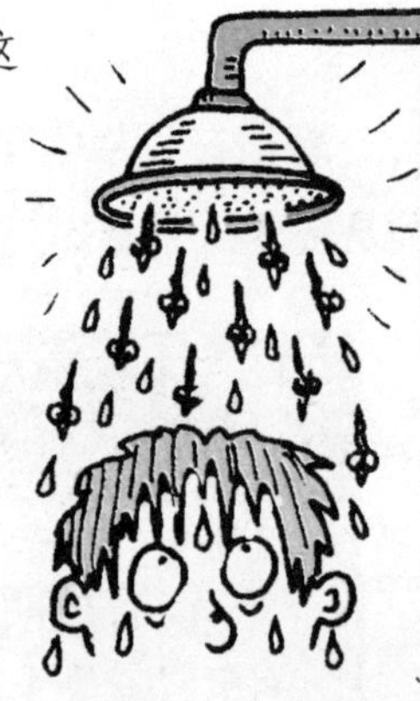

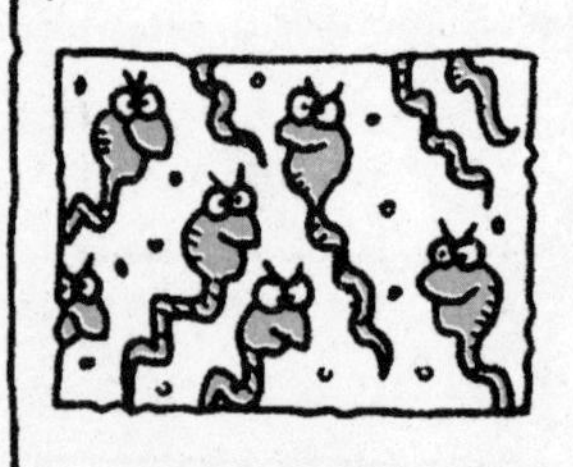

莱姆病

首次报告出现：

科学家们于1975年在美国康涅狄格州对它进行了研究。

已知罪行：袭击城里的一群孩子，他们后来都康复了。从那以后在全美国、欧洲部分地区、中国、日本和南非出现。

行动方式：我的同事格里珀医生得了这种病，我能告诉你的就是它引起肠绞痛。格里珀医生的症状有发烧、出疹子、脖子僵硬、关节疼和延续多年的病痛。好在他是个有耐心的病人。

已知同伙：生活在跳虱那样咬人的小虫子体内。虫子通过咬老鼠收取病毒，又通过咬人把病毒传给人。

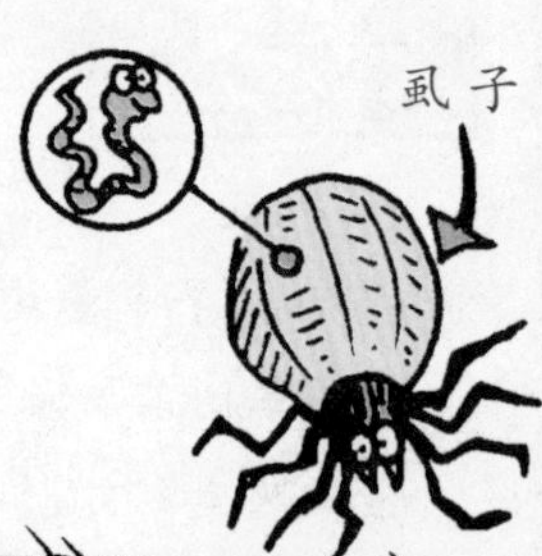

危险系数： 并非不治之症，可以用抗生素对付它。

幽默批语：

教师们肯定对健康造成危害，因为他们总是给你打对钩。（注：英文里“打对钩”和“虱子”都是ticks。）真抱歉，“冷酷”医生！

病毒疾病

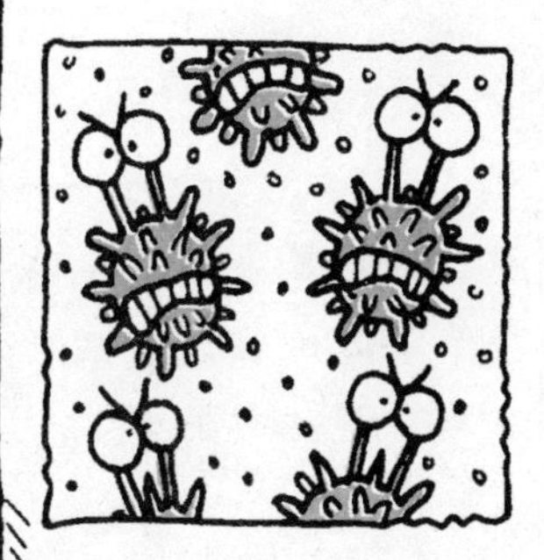

埃博拉

首次报告出现：

1976年在非洲苏丹和刚果共和国。

已知罪行： 杀死患者人数的50%至80%。

行动方式： 通过像血液和呕吐物之类的体液接触传播。症状包括剧烈头疼，从耳朵、眼球和臀部流血，以及头发和指甲脱落。这当然是一种令人着迷的疾病，昨天晚上我一边看有关这些症状的电视节目一边吃晚饭。

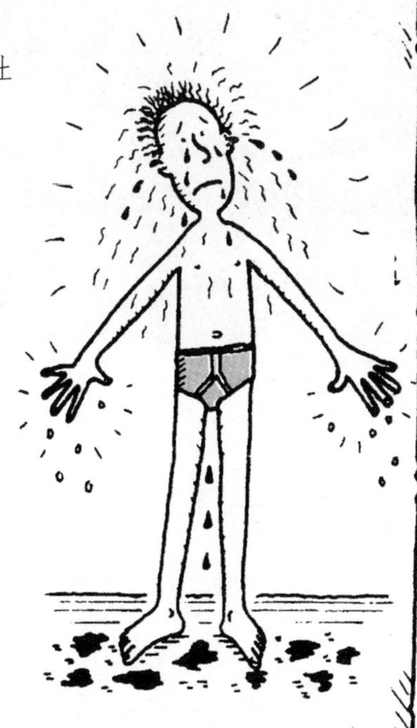

已知同伙： 尚未发现。

危险系数： 即便是在非洲也非常少见。它的暴发已被控制住了。

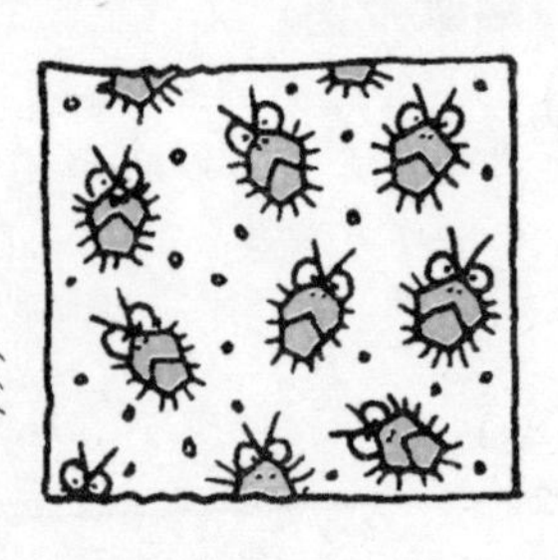

艾滋病

首次报告出现：

可能是20世纪50年代在非洲。其实有好几种不同的人体免疫缺陷病毒都能引起艾滋病（即获得性免疫缺陷综合征）。

已知罪行： 假如不加医治的话，患者中99.9%都将死于这种疾病。

行动方式：

1. 躲藏在T细胞的DNA里面，这样免疫系统就不可能发现它了。

太复杂了——为了让你的脑瓜能跟得上，不妨回头查一下第107页。

2. 几个月甚至数年之后，出于未知的缘由，病毒开始攻击更多的T细胞。基本情况是病毒杀死越来越多的T细胞，直到免疫系统不能击退诸如肺结核这样的病菌。

已知同伙： 是那些真正杀死病人的其他疾病。

危险系数： 它是致命的，但由于病毒是通过血液这样的体液接触传播的，要染上这种疾病不太容易。别人冲着你咳嗽，甚至和患者共用一把牙刷或一个马桶都不会染上这种病。

在这方面大惊小怪的都是白痴。

那么为什么人类会得上这些新的疾病呢？

问问两个科学家可以得到至少三种不同的说法。

气候的变暖使传播疾病的昆虫更容易繁殖。
人们的旅行越来越多，而他们携带了病菌。这意味着疾病能传播得更快。
还有，别忘了如今在疾病容易传播的大城市，许多人紧挨着住在一起。

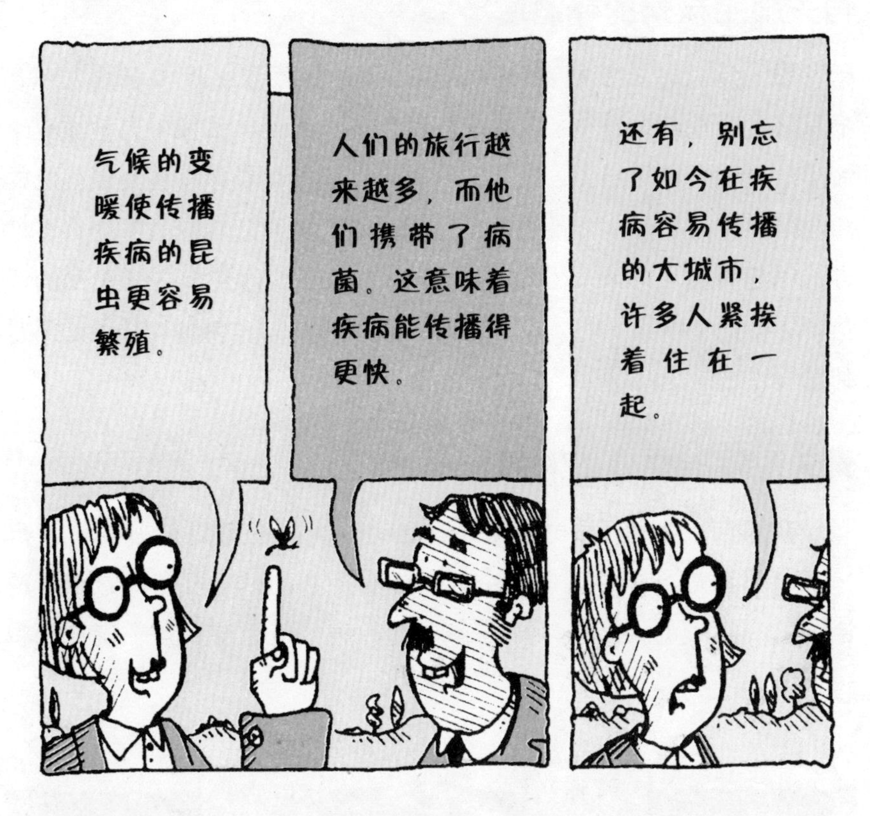

一般来说，科学上没有简单的答案。但有一种解释得到了许多科学家的赞同，即许多新的疾病是由动物传播的。艾滋病病毒和埃博拉病毒都已在猴子身上找到，而莱姆病通过虱子传播，诸如此类。似乎发生上述情况，是由于人类在世界上的荒野之地定居以及砍伐森林，我们得上了已经在那里存在了数千年的疾病。这可能就是人类首次出现鼠疫的原因，我们是从通常带有鼠疫病毒的聪明的毛皮动物那里染上的。

所以这都是我们的过错？吸引人的话题！

不过读起来挺郁闷吧？

担心也没用，还有更糟的情况。你可能以为本书谈论的那些可怕的疾病，用现代医药准能击败它们。可有一些旧日的名角儿又偷偷溜出了历史的垃圾箱，就拿肺结核病来说吧……

有关肺结核病的坏消息

为了治疗肺结核病，你得使用一年的抗生素。但大多数人在几个月后就感觉病情好转了，加上药物昂贵，于是人们就轻易地放弃了治疗。这就大错特错了，因为这意味着遗留下的结核杆菌是最强壮的和在药物作用下存活力最强的，它们可能卷土重来。在世界的许多地方，结核杆菌如今对抗生素具有抵抗力。假如你是个初露头角的演员，你会把《哈姆雷特》的台词改一改，念叨起“得肺结核还是不得肺结核，这是个问题”。

有关疟疾的更坏的消息

在非洲，每天有3000人死于疟疾，情况变得更加恶劣了。算一下，那就是每30秒就有一个人被带有病菌的蚊子叮咬。这么算的话，这个挨咬的人还必须立马得上这种病！请原谅，这个玩笑开得过火了。

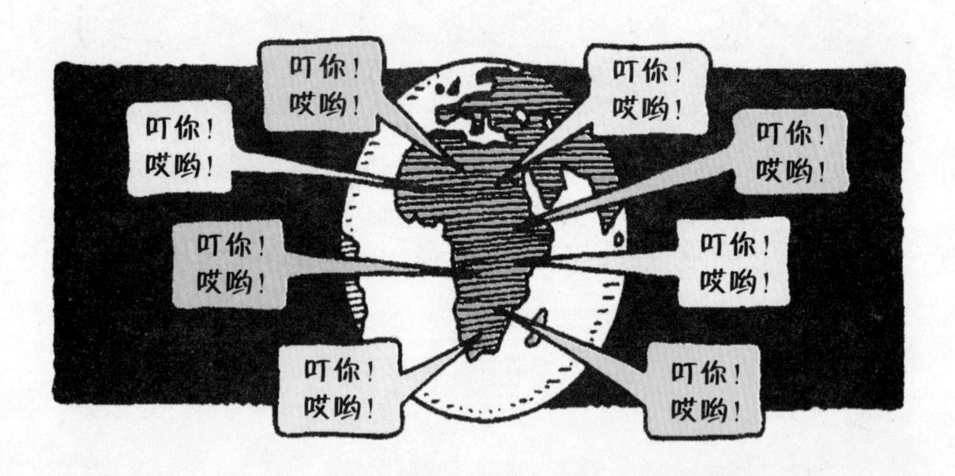

在世界许多地方，携带疾病的蚊子靠喷药是杀不死的。其原因与肺结核病菌的情况是一样的：蚊子的身体已学会对付毒药了。而引起疾病的原虫越来越能够在抗疟疾药物的作用下存活下来。

看看你是否能当科学家

你在“冷酷”医生的候诊室里。你的小指扎进了一根刺。但愿医生心情不错，不会把你的小指割掉！其他的病人可病得不轻，你能说出他们分别得了什么病吗？

线索：回想一下这本书里提到的种种疾病。

下一个！
1. 皮肤紫青，简直等不及要跑到厕所去。
3. 皮肤鲜黄、发高烧、成碗成碗地吐黑色呕吐物。
4. 脸肿了，感到非常不舒服。
2. 有虱子、脑袋疼得要裂了、发烧、出疹子。

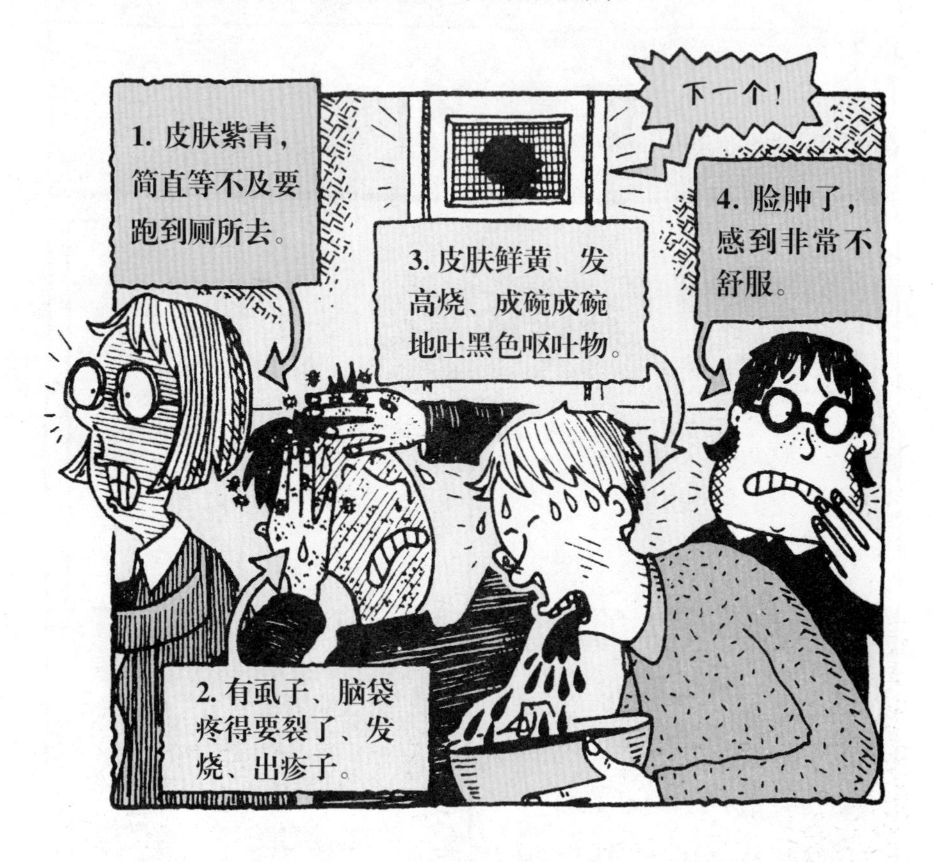

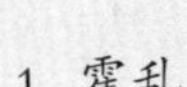

1. 霍乱
2. 斑疹伤寒
3. 黄热病
4. 腮腺炎

好不容易才有了一些好消息

科学进行反击了……这里是独家新闻，让你偷着看一眼某些领导新潮流的最新高科技药物。

不错，这是“冷酷”医生的一本医学杂志！

医学新闻

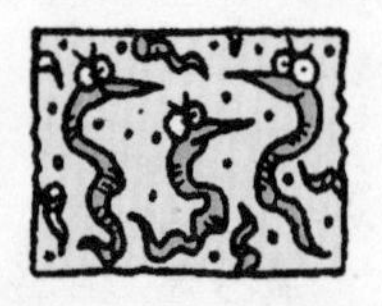

新药的突破！

科学家们一直在致力于新药的开发。这一周我们报道最新的进展……

疗效惊人的抗生素

当细菌已对一种抗生素具有抵抗力时，科学家们就想知道原因。通常是因为细菌产生一种化学物质粘在了抗生素上面，使之失去效力。正像一位医药公司的代理人所说的：“这可真是惹上了麻烦。”一种应对办法是给抗生素加入一种化学物质，让它粘在细菌的化学物质上，使其无法起作用。

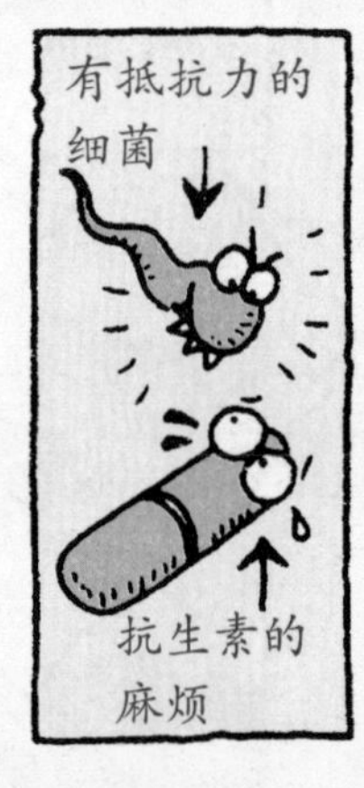

攻击DNA

科学家正尝试攻击病毒的DNA。

那是一种控制病毒如何形成的化学物质，某些病毒使用简单一些的称为RNA（核糖核酸）的化学物质，但作用是一样的。

我的DNA不起作用了！

科学家的思路是制成一种蛋白质，它能粘上DNA，使其无法起作用，这样就能阻止病毒的繁殖。

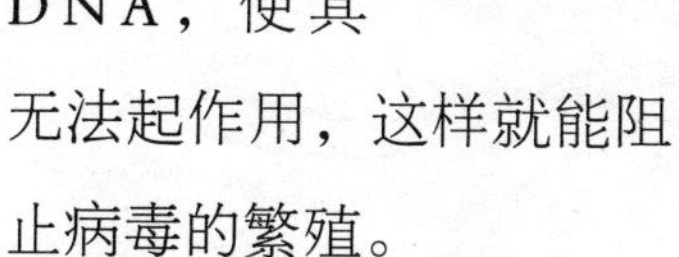

征集医学收藏

来自人体的死去的部件显现不寻常疾病的症状。稀有的小脓泡、水泡和疮肿特别受欢迎。请与“呻吟不止”诊所的“冷酷”医生联系。

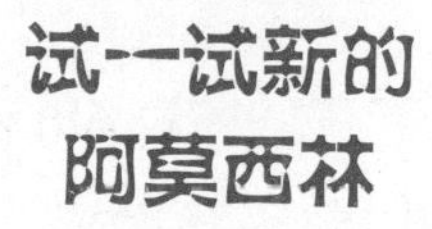

试一试新的阿莫西林

（用在你的病人身上！）

这种抗生素阻止细菌制造细胞壁，这样水就能流入其中，直到它们死掉为止。如今用改进了的药物可以在杀死细菌之前阻止它们消除抗生素！

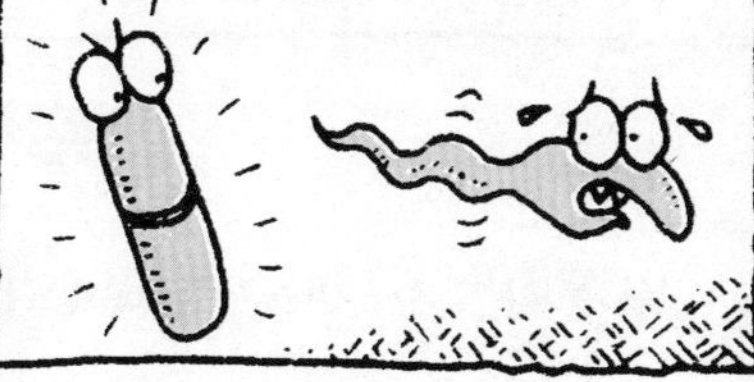

全新的突破

得感谢遗传工程，我们能够使细菌制造出大量像抗毒素和干扰素这样的药物（就像读者们都知道的，干扰素能够阻止病毒繁殖）。另一个领域是被称做单克隆抗体的人造抗体。它们生长在被保存在实验室里的细胞内，这样的药物可以像抗体那样用以阻碍毒素。

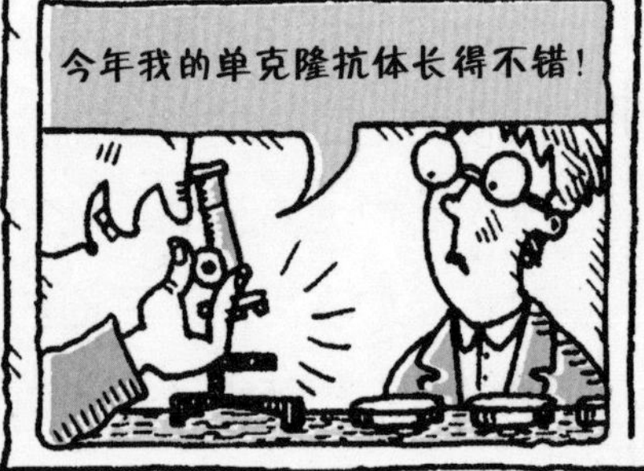

下期预告

- 没有病人我们会更快乐吗？
- 充满魅力的血淋淋的全彩手术图。
- 我们有关体液的连载系列将推出关于腹泻和呕吐的深入报道。

警 告！

以下内容不只吓得你提心吊胆，可能会吓得你魂飞魄散！

你肯定不知道！

1997年，发生了恐怖的事情。香港科学家发现了一种新的袭击鸡的流感。引发这种流感的病毒与1918年杀死那批流感患者的病毒很相似。专家说，仅仅几个月内，这种病毒就能改变其DNA，这样就能袭击人了。它可以通过飞机乘客的携带横扫全世界。它可能要杀死数以亿计的人。

但事情的结局并非如此。

这一次，科学家们宰杀了所有染上这种疾病的鸡，阻止了疾病的传播。

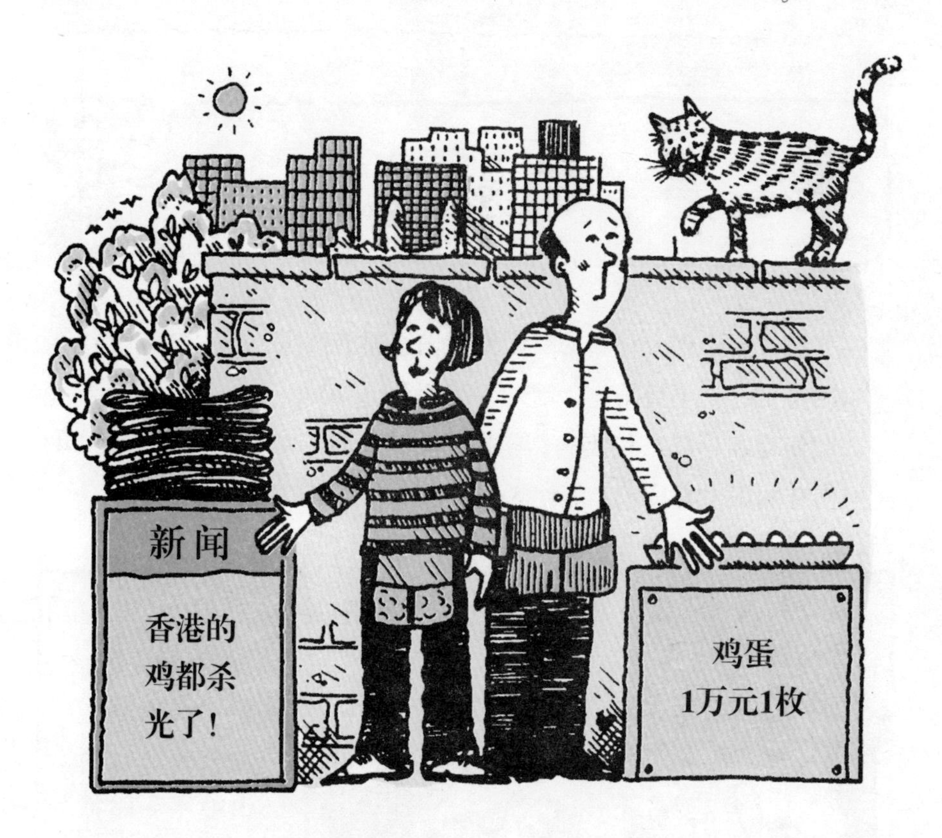

再来一次的话就将是世界末日吗？也许，有一种病菌潜伏在世间的某个地方，它如此可恨、如此邪恶，它可以把这个星球上的生命全都抹去！最好继续读下去，看看是怎么回事吧！

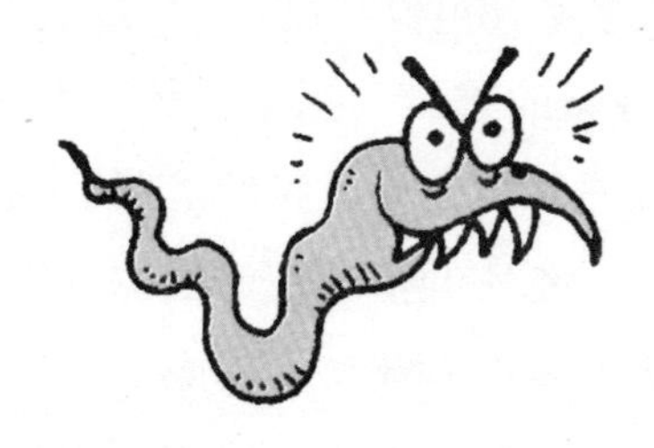

尾声：前景黯淡？

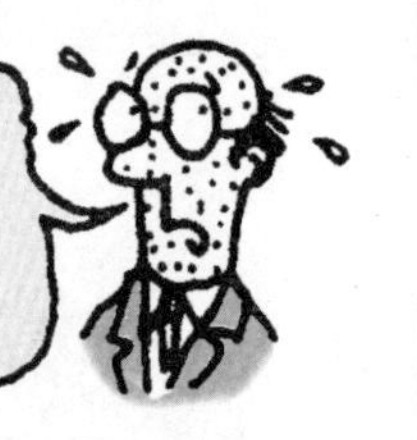

那么，会出现一种新的疾病把我们通通消灭吗？

回答是："不会的。"因此，请不要恐慌！

即便存在这样一种疾病，它也不会毁灭我们。原因在于，现在的医生们有知识也有技术，能使人们活得比以往更健康。

威勒夫人，你没有按时来做身体检查！
对不起，医生，从山路上下来时，我的山地车车胎被扎破了。

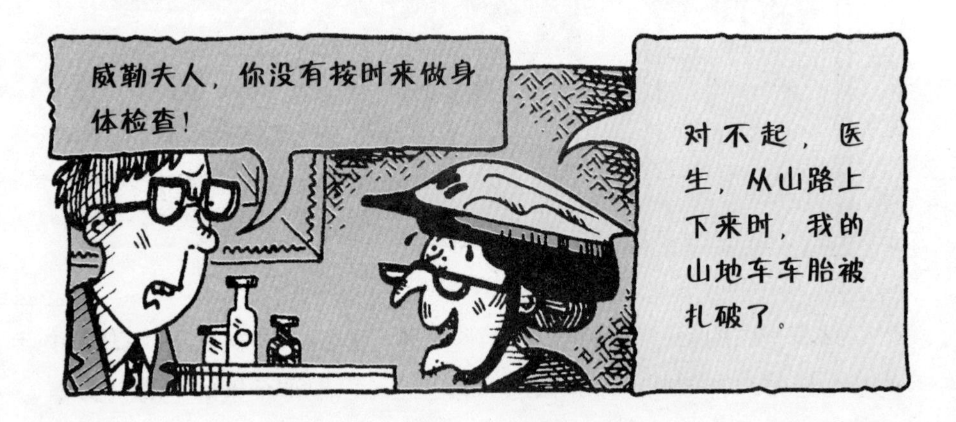

你可能对致命的疾病充满忧虑，但你不必惧怕它们。要是治疗及时的话，其中的大多数都可以治愈。

所以即便一种新的致命疾病出现了，我们也已对疾病有了足够的认识，可以确保它不再传播。我们掌握了能与之抗争的诸如疫苗、抗生素之类的技术。真实的情况是，虽说对致命疾病的战斗还未获全胜——但我们在这方面正不断取得进展。

不仅如此，一种疾病想要消灭我们，它必须在科学家制订出任何治疗方案之前杀死我们。当然有几种疾病确实能迅速杀死人（想一想1918年的流感），但大多数的疾病出于一个对我们非常有利的原因则不是那么速战速决的。假如五分钟就把人杀死了，那么病菌就会与最早的患者一起埋掉而来不及传播了。被活埋可是倒霉的事情——即便对于病菌也是如此。

哎哟！
呻吟！
呻吟！
愿灵安息
希德·斯纳菲特
才五分钟他
就死了
呜咽！
呃！

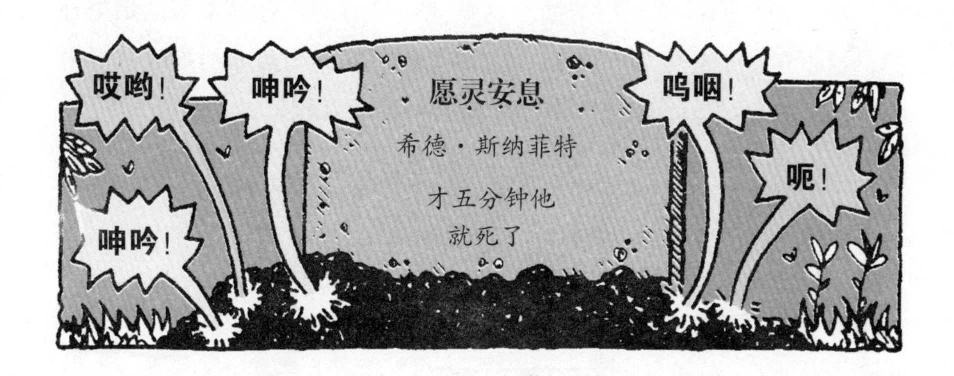

假如疾病传播一个时期——几个月甚至几年，这段时间就可以有一些人因只接触少量病菌而轻微地染上这种病。这些人会先得病然后恢复，因此具有了免疫力。

况且还有一个更有说服力的理由说明我们不会有什么事的。那就是人的天性。

这本书自始至终涉及死亡、患病和痛苦。可即便是在最黑暗的时代，你有时也能瞥见人类最好的一面，像那些冒着生命危险（有时献出生命）去攻克某种致命疾病的科学家们，那些志愿者，他们甘愿参加可能会使他们身体不适甚至死亡的试验。

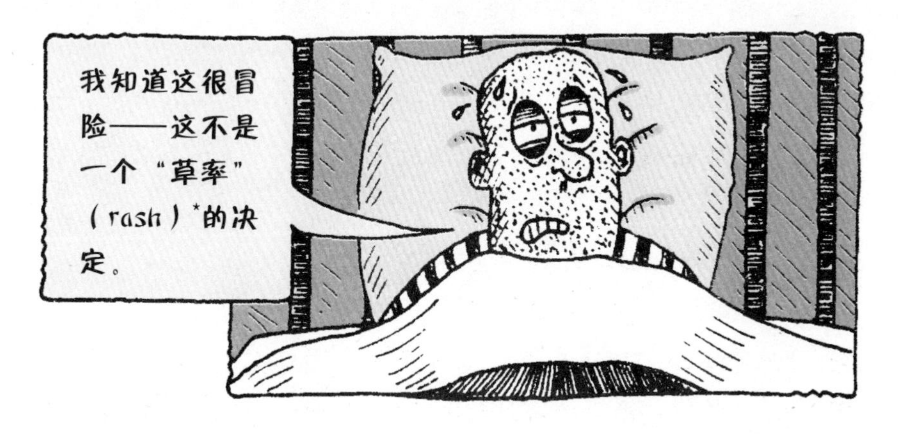

★ rash有“草率”之义，也有“疹子”之义，这里是双关语。

还有那些医生们，日以继夜地挽救病人的生命，再比如乔治·卡森，争分夺秒去救那些患白喉的孩子们。

总之，人们都想互相帮助。这是我们所有的人存活下来的最好途径，这也正是无论发生了什么，人们都将不断地与致命的疾病战斗并取得胜利的原因。这便是疾病并不那么可怕的真相！

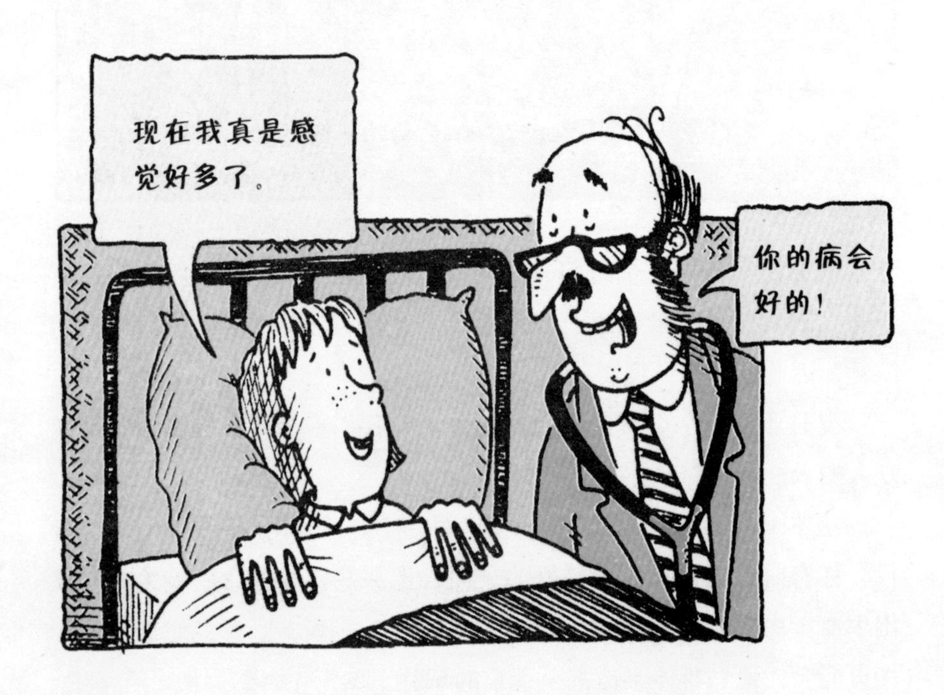

疯狂测试

杀人疾病全记录

现在看看你是不是了解各种疾病的专家！

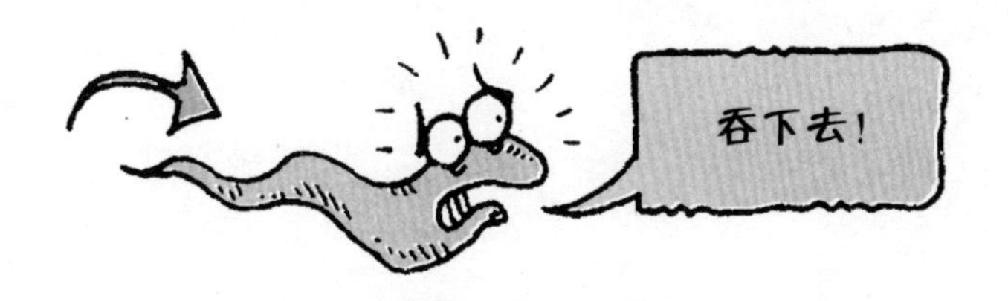

可怕的细菌和吸血鬼病毒

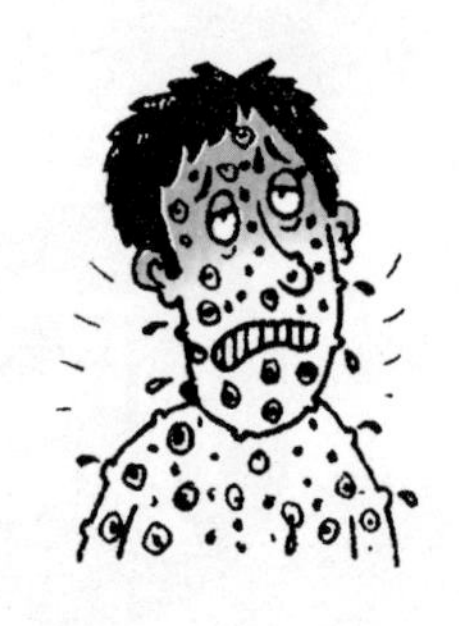

你的全身每天都围绕着病菌，然而你对它们真正了解多少呢？做做下面这些判断题，看看你是专家还是菜鸟。

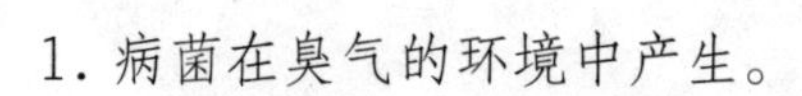

1. 病菌在臭气的环境中产生。

正确/错误

2. 白细胞和致病菌斗争，使身体升温。

正确/错误

3. 抗病毒药是一种阻止病毒成倍增加的化学药品。

正确/错误

4. 一旦得过由细菌或是病毒引起的疾病，就不会再次被传染相同的病症了。

正确/错误

5. 捏起鼻子把鼻涕吸进去能帮助你产生抗体，防止感冒。

正确/错误

6. 仅仅和一位传染病人握手就能传播病毒。

正确/错误

7. 当你感冒时，鼻涕会流出来，因为你的身体正试图摆脱掉感冒病菌。

正确/错误

8. 疫苗实际上是一定剂量的病毒。

正确/错误

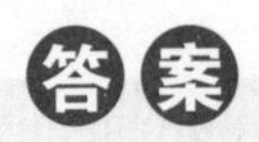

1. 错误。病菌无处不在。它们实际上是臭气产生的原因而不是结果。

2. 正确。

3. 正确。身体会自然产生抗体，但是愚蠢的科学家却不知道是怎么回事！

4. 正确。抗原将留在你的身体里，当疾病来袭时进行阻止。

5. 错误。捏鼻子不仅很恶心，对身体也有害。鼻涕里的病菌将顺着肠子流入你的肚子里。

6. 错误。病毒是通过皮肤上的伤口传播的，或是通过吐出的脏兮兮的唾沫，比如你的老奶奶在说话时唾沫四溅。

7. 正确。鼻涕里保留了你的身体想要除掉的讨厌的病菌。

8. 正确。当然是非常温和的剂量。

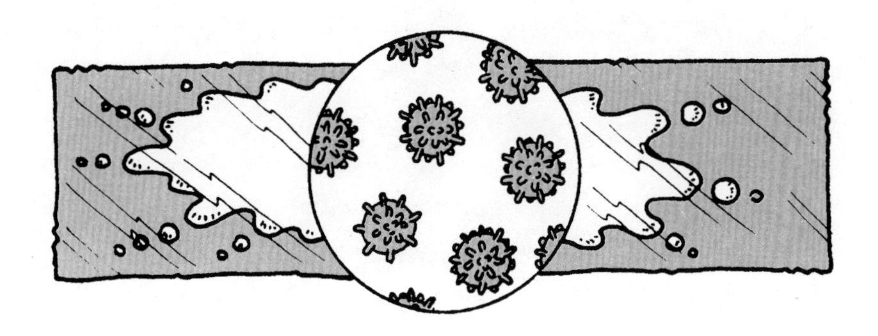

与身体做斗争的小测试

我们的身体在不断上演争夺战，那么，你认为你找出了使身体运作的方式了吗？做做下面的测试题，看看你是否能抵抗敌人的入侵……

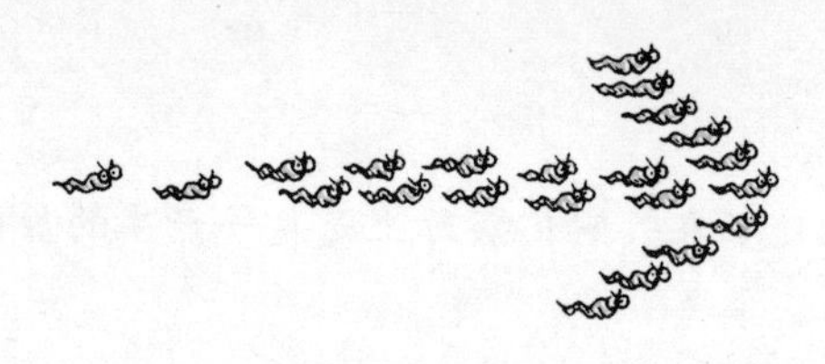

1. 血红细胞是由谁制造出来的?

a）骨髓

b）鼻涕

c）肠子

2. 巨噬细胞是什么?

a）一种计算机游戏

b）一种蛋白质

c）一种白细胞

3. 脓是由什么组成的?

a）已死亡的病菌和白细胞

b）鼻涕虫和蜗牛

c）鼻涕和黏液

4. 进入人体的血液中能使血清产生抗体并与抗体发生化学反应的是什么?

a）抗体

b）抗原

c）防冻剂

5. 你不太可能在哪里发现细菌?

a）在你弟弟的尿布里

b）在你的午餐盒里

c）在火星上

6. 细菌多长时间分裂一次?

a）每20分钟

b）每3天

c）每个月第三个星期二

7. 什么类型的入侵病菌能被抗生素治愈?

a）蛆

b）病毒

c）细菌

8. 立克次体是什么?

a）一种使骨头弯曲，使腿变罗圈的细菌

b）介于最小细菌和病菌之间的一类独特的微生物

c）像电视天线形状的病毒

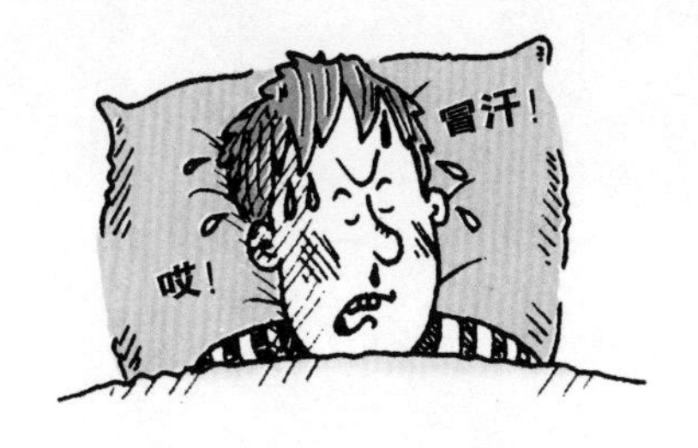

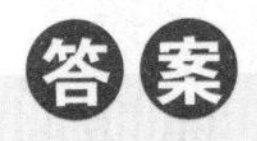

1. a）；2. c）；3. a）；4. b）；5. c）；6. a）；7. c）；8. b）。

令人震惊的症状

看看下列症状，找出相应的致命疾病。

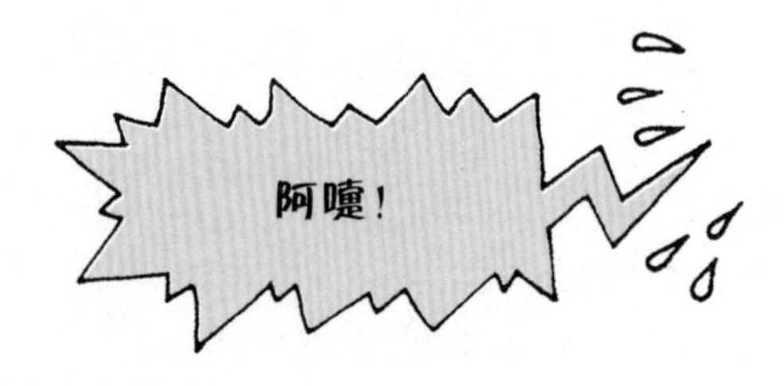

1. 剧烈咳嗽，皮肤上出疖子
2. 怕水，大量流口水
3. 咳血，痰多
4. 打喷嚏，流鼻涕，喉咙发炎
5. 咽喉渗血、溃疡，有窒息的感觉
6. 肌肉疼痛，皮肤上有脓包
7. 发烧、头痛、呕吐，皮肤出疹子
8. 发烧冒冷汗，肌肉痉挛

a）结核病

b）白喉

c）疟疾

d）鼠疫

e）天花

f）狂犬病

g）普通感冒

h）脑膜炎

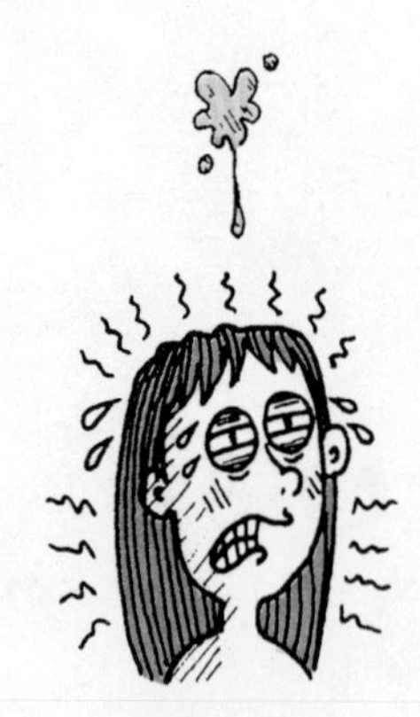

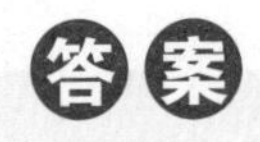

1. d）；2. f）；3. a）；4. g）；5. b）；6. e）；7. h）；8. c）。

疯狂的处方

仅仅认识疾病是不够的，人类还要治愈它们。看看下面的疾病清单，你能指出过去卑鄙的医生使用过的药方吗？

1. 霍乱
2. 白喉
3. 伤寒
4. 鼠疫
5. 天花
6. 狂犬病
7. 普通感冒
8. 流感

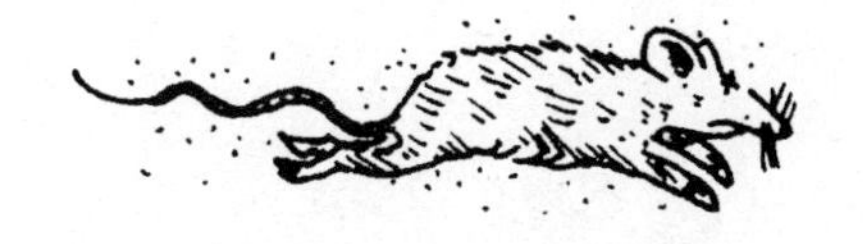

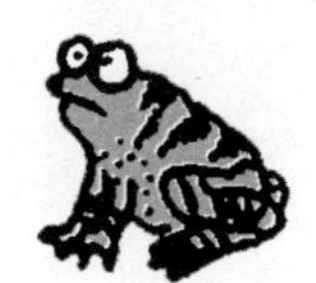

a）把蟾蜍的血擦满全身
b）用烧红的铁烫伤口
c）喝鸡汤
d）先流汗让病菌从体内排出，然后跳进冰冷的水里
e）将吸血水蛭放在身上
f）喝毒药
g）每隔一小时喝一次白兰地
h）摇头

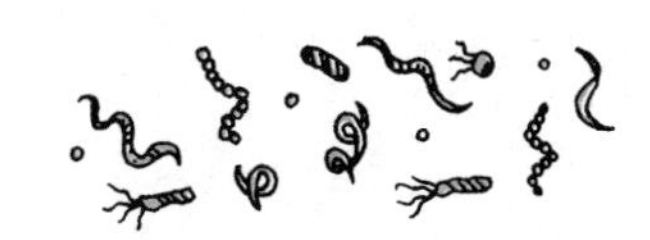

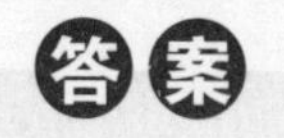

1. e）；2. g）；3. h）；4. a）；5. d）；6. b）；7. c）；8. f）。

“经典科学”系列（26册）

肚子里的恶心事儿
丑陋的虫子
显微镜下的怪物
动物惊奇
植物的咒语
臭屁的大脑
神奇的肢体碎片
身体使用手册
杀人疾病全记录
进化之谜
时间揭秘
触电惊魂
力的惊险故事
声音的魔力
神秘莫测的光
能量怪物
化学也疯狂
受苦受难的科学家
改变世界的科学实验
魔鬼头脑训练营
“末日”来临
鏖战飞行
目瞪口呆话发明
动物的狩猎绝招
恐怖的实验
致命毒药

“经典数学”系列（12册）

要命的数学
特别要命的数学
绝望的分数
你真的会+−×÷吗
数字——破解万物的钥匙
逃不出的怪圈——圆和其他图形
寻找你的幸运星——概率的秘密
测来测去——长度、面积和体积
数学头脑训练营
玩转几何
代数任我行
超级公式

“科学新知”系列（17册）

破案术大全
墓室里的秘密
密码全攻略
外星人的疯狂旅行
魔术全揭秘
超级建筑
超能电脑
电影特技魔法秀
街上流行机器人
美妙的电影
我为音乐狂
巧克力秘闻
神奇的互联网
太空旅行记
消逝的恐龙
艺术家的魔法秀
不为人知的奥运故事

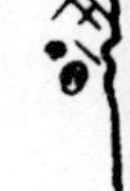

“自然探秘”系列（12册）

惊险南北极
地震了！快跑！
发威的火山
愤怒的河流
绝顶探险
杀人风暴
死亡沙漠
无情的海洋
雨林深处
勇敢者大冒险
鬼怪之湖
荒野之岛

“体验课堂”系列（4册）

体验丛林
体验沙漠
体验鲨鱼
体验宇宙

“中国特辑”系列（1册）

谁来拯救地球

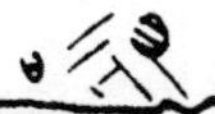